1. 2018年科技部国家重点研发计划"重大慢性非传染性疾病防控研究"重点专项西南地区慢病防控科技综合示范研究项目之课题—"项目信息平台构建及川藏慢性病防控科技综合示范研究课题"（项目编号：2018YFC1311400，2018YFC1311401）

2. 2018年第一批天府万人计划基金

3. 2020年四川省卫生健康委员会科研课题普及应用项目"基于社会生态学理论的儿童青少年龋齿患病风险影响因素及机制研究"（立项编号20PJ122）

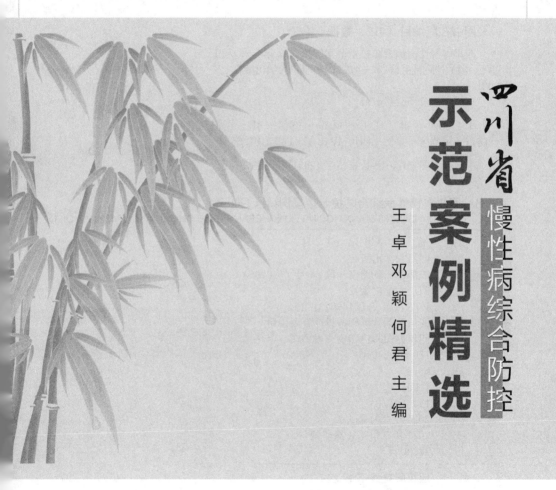

四川省慢性病综合防控

示范案例精选

王卓 邓颖 何君 主编

第一辑

U0251963

 四川大学出版社

项目策划：许　奕
责任编辑：许　奕
责任校对：谢　瑞
封面设计：胜翔设计
责任印制：王　炜

图书在版编目（CIP）数据

四川省慢性病综合防控示范案例精选．第一辑／王
卓，邓颖，何君主编．—成都：四川大学出版社，
2021.1
　　ISBN 978-7-5614-6731-2

　　Ⅰ．①四…　Ⅱ．①王…　②邓…　③何…　Ⅲ．①慢性病
－防治－示范区－案例－四川　Ⅳ．① R4 ② R197.65

　　中国版本图书馆 CIP 数据核字（2021）第 025781 号

书名	四川省慢性病综合防控示范案例精选 第一辑

SICHUANSHENG MANXINGBING ZONGHEFANGKONG SHIFAN ANLI JINGXUAN DIYIJI

主　　编	王　卓 邓　颖 何　君
出　　版	四川大学出版社
地　　址	成都市一环路南一段 24 号（610065）
发　　行	四川大学出版社
书　　号	ISBN 978-7-5614-6731-2
印前制作	四川胜翔数码印务设计有限公司
印　　刷	四川盛图彩色印刷有限公司
成品尺寸	170mm×240mm
插　　页	9
印　　张	7.25
字　　数	140 千字
版　　次	2021 年 3 月第 1 版
印　　次	2021 年 3 月第 1 次印刷
定　　价	48.00 元

◆ 读者邮购本书，请与本社发行科联系。
　电话：(028)85408408/(028)85401670/
　(028)86408023　邮政编码：610065
◆ 本社图书如有印装质量问题，请寄回出版社调换。
◆ 网址：http://press.scu.edu.cn

四川大学出版社
微信公众号

四川省慢性病综合防控示范案例精选 第一辑

编委会

主　审

吴先萍　钟　波

主　编

王　卓　邓　颖　何　君

副主编

袁建国　何予晋　常晓宇　查雨欣

编　委（按姓名拼音排序）

曹　婕	江油市疾病预防控制中心	蒋秋逃	武侯区疾病预防控制中心
常晓宇	四川省疾病预防控制中心	雷汉雄	都江堰市疾病预防控制中心
成姝雯	四川省疾病预防控制中心	李　刚	自流井区疾病预防控制中心
邓舒文	四川省疾病预防控制中心	李梦婕	成华区疾病预防控制中心
邓　颖	四川省疾病预防控制中心	李仕春	彭州市升平镇人民政府
董　婷	四川省疾病预防控制中心	李　雪	都江堰市疾病预防控制中心
方开翼	武侯区疾病预防控制中心	李永莉	峨眉山市疾病预防控制中心
何　君	四川省疾病预防控制中心	李　尤	四川省疾病预防控制中心
何予晋	四川省疾病预防控制中心	李　镇	都江堰市疾病预防控制中心
胡狄慧	四川省疾病预防控制中心	廖春全	攀枝花市东区疾病预防控制中心
胡巧凤	成都医学院	林世勇	汶川县疾病预防控制中心
黄　丽	三台县疾病预防控制中心	林晓俊	成都市武侯区望江街道共和路社区
黄小芳	郫都区疾病预防控制中心	刘　乙	成都市青白江区人民医院集团大弯医院
江　秀	郫都区疾病预防控制中心	罗庆玺	汶川县人民医院办公室

蒲玉红　攀枝花市疾病预防控制中心
祁冰洁　四川省疾病预防控制中心
钱雯　成都市疾病预防控制中心
王超　成华区疾病预防控制中心
王定邦　江油市疾病预防控制中心
王莉　锦江区疾病预防控制中心
王小艳　泸州市疾病预防控制中心
王卓　四川省疾病预防控制中心
魏咏兰　成都市疾病预防控制中心
吴洁　峨眉山市疾病预防控制中心
熊端萍　自流井区疾病预防控制中心
胥馨尹　四川省疾病预防控制中心
杨颖馨　锦江区疾病预防控制中心
杨玉森　峨眉山市瑞和医院
姚云　汶川县疾病预防控制中心
易光辉　四川省疾病预防控制中心

应成龙　成都市青白江区卫生健康局
余林　郫都区疾病预防控制中心
袁建国　四川省疾病预防控制中心
曾晶　四川省疾病预防控制中心
查雨欣　四川省疾病预防控制中心
张彪　三台县疾病预防控制中心
张金军　四川大学华西口腔医学院
张静　武侯区疾病预防控制中心
张兰　成都市青白江区文化体育和旅游局
张磊　江油市疾病预防控制中心
张琳　攀枝花市东区疾病预防控制中心
张新　四川省疾病预防控制中心
赵子贺　新都区疾病预防控制中心
周静　成华区疾病预防控制中心
周林　锦江区疾病预防控制中心

序

随着人口老龄化、工业化、城镇化进程的不断加快，以及吸烟、缺乏身体锻炼、不合理膳食、过量饮酒等不健康生活方式的广泛流行，心脑血管疾病、癌症、慢性呼吸系统疾病、糖尿病等慢性病已成为我国居民的主要死因。每年因慢性病死亡的人数占总死亡人数百分比已接近90％，慢性病导致的疾病负担已经超过了总负担的80％。由于影响慢性病的因素广泛存在，所以针对慢性病的防控措施也是多元的，包括政策的出台、部门间的协作、支持性环境的建设和提高个人的责任意识等方方面面。

《四川省慢性病综合防控示范案例精选》丛书展示了四川省各个地区在慢性病防控政策开发、慢性病相关危险因素控制、健康支持性环境建设、健康教育及健康促进、慢性病管理与自我管理、高风险人群健康管理、创新思维等方面所做的积极探索。该书内容丰富，视角多元，有很多将具体实践与理论研究结合得较好的案例。通过本书，我们可以看到：四川省各地积极推动健康促进政策的制定，促进危险因素控制"关口前移"；建设改变人群不良生活方式的健康支持性环境，创新健康支持性工具和技术；以信息化平台为支撑，开展慢性病高危人群筛查以及患者规范化管理和评价等。

    该书也体现了四川省疾病预防控制中心为推动全省慢性病综合防控所做的不断努力。"纸上得来终觉浅，绝知此事要躬行。"希望本书的出版能够推动慢性病防控工作者相互学习和共同提高，并进一步促进四川省慢性病防控工作顺利开展，保障人民健康。

周脉耕
中国疾病预防控制中心

目录

政策开发与工作机制

以基层为重点，以改革创新为动力，预防为主，中西医并重，将健康融入所有政策，人民共建共享。

——2016年8月，习近平总书记主持召开全国卫生与健康大会

慢性非传染性疾病（简称慢性病）因为其多因多果、因果链复杂的特点，需要通过综合的防控策略进行控制，而政策开发一直都是慢性病综合防控的重点内容。最终要形成"政府主导、部门协作、专业支撑、全民参与"的慢性病综合防控工作机制，着力构建防治结合、分工协作、优势互补、上下联动的慢性病综合防治体系。

实施综合干预项目 全面提升儿童口腔健康水平

一、实施背景

第四次全国口腔健康流行病学调查显示[①]，我国5岁、12岁儿童龋患率分别为70.9%、34.5%，与十年前相比，儿童口腔龋患率呈增长趋势。2019年成都市12岁儿童恒牙龋患率为38.11%[②]，高于国家平均水平，且12岁儿童人均0.97颗恒牙发生龋坏，儿童口腔疾病防治形势严峻。

儿童口腔疾病已成为危害儿童健康和生活质量的重要公共卫生问题，但居民对儿童口腔疾病的危害认识不足，防治积极性低。同时，成都市口腔防治体系不健全，三级防治网络缺失，防治资源不足。没有市级口腔专科医院，综合医疗机构的口腔科多以治疗为主，仅有37.4%的基层医疗机构设置口腔科。全市每万人拥有口腔执业（助理）医师约2.5人，远低于欧美或中等发达国家5~10人的水平。城乡分布不均衡，中心城区、郊区开展过窝沟封闭的基层医疗机构分别为27.49%、10.75%[③]。资源不足和不均衡导致儿童口腔疾病防治更加困难。

为改善儿童口腔健康状况，提升全市儿童口腔疾病防治能力，成都市结合自身实际，按照"局域布点、区域覆盖、全面推进"的"三步走"工作策略，从个别项目试点探索，到在双流区、武侯区和彭州市试点区域内全覆盖，再到2019年全市所有区（市、县）免费为适龄儿童开展口腔疾病综合干预项目，逐步推进、全面落实，为全市儿童口腔健康保驾护航。

---

① 第四次全国口腔健康流行病学调查结果发布[EB/OL]. http://www.gov.cn/xinwen/2017−09/20/content_5226224.htm.

② 成都市中小学生重点常见病和健康影响因素监测。

③ 2018年成都市口腔疾病防治能力现状调查。

二、措施

（一）政府主导，保障经费

政府主导，部门合作。为推进儿童口腔疾病综合干预项目，成都市卫健委、教育局和财政局联合印发《成都市儿童口腔疾病综合干预项目实施方案》；成立了由成都市卫健委分管领导为组长，卫生、教育等部门参与的领导小组；在方案制订、宣传教育、主题活动、质量督导等工作中，坚持教育、卫生多部门合作，定期反馈工作动态，联合开展项目调研，推动项目实施。

完善机制，全面保障。在中西部城市中率先建立了全额保障、可持续的项目资金保障机制，为项目工作常态化推进提供了有力支撑。一是将项目工作纳入基本公共卫生服务项目进行管理，确保项目经费每年稳定且持续投入。按照封闭 38 元/颗的标准据实结算，项目 2019 年支出近 900 万元。二是落实专项配套资金。市、区两级重大公共卫生服务项目资金每年配套支出，2019 年市级财政配套 50 万元用于开展项目管理、宣传、培训等工作，实现了经费全保障。

（二）预防为主，全员参与

建立以疾病预防控制机构牵头，三级甲等儿童专科医院（技术）支撑，各级、各类医疗机构齐参与的儿童口腔疾病综合干预模式，防治结合、各司其职，协同推进项目有序实施。一是预防为主，疾控牵头。立足人群疾病干预，区别于其他城市以口腔医院牵头的模式，在成都市疾病预防控制中心设立项目办，牵头负责项目的实施和组织协调。全市 22 家区县级疾病预防控制中心均参与项目工作，全面落实预防干预措施。二是全员参与，持续协作。在全市口腔卫生资源相对不足的情况下，整合全市资源，积极组织各级各类医疗机构共同参与项目工作。成都市妇女儿童中心医院为技术牵头单位，负责开展资质审核、技术培训和质量评估等工作。全市共 183 家医疗机构参与项目工作，其中基层医疗机构 118 家，综合性医疗机构 37 家，民营医疗机构 28 家，推进项目有序实施。

（三）动态监测，全程管理

成都市在中西部城市中率先建立儿童口腔疾病监测管理信息平台，实现精准防控。一是全过程项目管理，提高效率。统筹管理 183 家参与医疗机构和 445 名已认证口腔医生的项目实施情况，实时推送工作安排，动态跟踪项目推进，实现了项目各阶段的全程管理。二是全过程数据管理，弥补空白。利用专业系统监测儿童口腔健康状况，目前已收集 154952 名儿童口腔健康检查信息，79475 名儿童窝沟封闭数据，为科学评估项目实施效果提供数据支撑，为优化和完善儿童口腔疾病防治方案奠定基础。

儿童口腔疾病监测管理信息平台见附图 1。

（四）落实干预，全面覆盖

在国家试点工作的基础上，通过口腔健康教育、口腔健康检查、口腔窝沟封闭的全覆盖，为适龄儿童免费实施口腔疾病综合干预项目。一是儿童口腔健康教育全覆盖。全市 841 家小学将儿童口腔疾病防治核心信息纳入学校健康教育课程，开展媒体宣传和大型宣传活动，为老师、学生和家长传播口腔疾病防治知识，提高知识普及率，促进儿童养成良好的口腔卫生习惯，让其受益终生。二是儿童口腔健康检查全覆盖。以全市三年级学生为主要对象，免费开展口腔健康检查，对其口腔健康状况进行全面评估，做到早发现、早诊断和早治疗。三是儿童口腔窝沟封闭全覆盖。在开展免费检查的基础上，筛选出适宜窝沟封闭的儿童，按照"知情同意、自愿参与"的原则，经儿童家长签署知情同意书，为适宜进行第一恒磨牙窝沟封闭的儿童免费开展封闭，预防龋坏发生。

各地开展窝沟封闭工作现场见附图 2。

三、实施成效

（一）口腔健康意识提升

全市 841 家小学将儿童口腔核心信息纳入学校健康教育课程，制作"健康口腔 健康人生"宣传视频，利用"六一儿童节""9·20 爱牙日"、家长会等活动，开展健康教育讲座、护齿小游戏等现场宣传活动，传播口腔健康知识。据不完全统计，2019 年全市开展儿童口腔现场宣传活动 640 余次，展出横幅、展板 660 余次，发放宣传折页约 19.5 万份，网络媒体宣传 630 余次。通过开展项目，儿童正确刷牙率与口腔卫生知识知晓率均有显著提高，正确刷牙率从 69.39％提高到 89.90％，口腔卫生知识知晓率从 62.66％提高到 92.75％（图 1）。

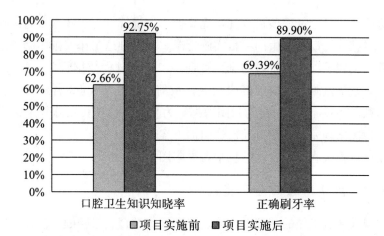

图1　项目实施前后口腔卫生知识知晓率、正确刷牙率变化情况

（二）窝沟封闭覆盖率提高

通过免费的口腔健康检查和适宜儿童的窝沟封闭，全市窝沟封闭覆盖率大幅提升。2019年全市完成154952名适龄儿童的口腔健康检查，对发现的口腔健康问题提出精准防治建议，口腔检查率达94.79%。针对具有窝沟封闭适应证，且家长签署知情同意书的79475名学生开展第一恒磨牙窝沟封闭。项目实施后中心城区、郊区的窝沟封闭率分别提升到56.03%、56.80%，全市三年级学生超过一半开展窝沟封闭（图2）。

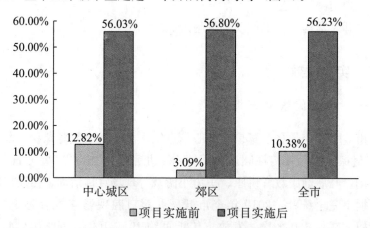

图2　项目实施前后窝沟封闭覆盖情况

（三）基层医疗机构防治能力提升

在项目实施过程中，基层医疗机构承担大量工作。全市共 183 家医疗机构承担具体项目任务，包括 118 家基层医疗机构、37 家综合性医疗机构及 28 家民营医疗机构。基层医疗机构完成 50.12％的口腔健康检查和 46.75％的窝沟封闭工作（图3）。全市参与项目的 445 名已认证口腔医生中基层医疗机构口腔医生有 191 人。基层医疗机构在项目实施过程中占主要地位（图4），有 9 个区（市、县）以基层医疗机构为主的模式在开展项目。全市提供窝沟封闭服务的基层医疗机构由 2018 年的 70 家增加到 118 家。

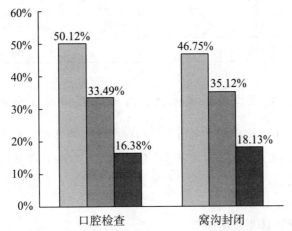

图3 不同医疗机构口腔健康检查、窝沟封闭实施情况

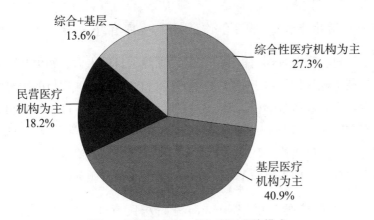

图4 不同区（市、县）项目实施模式

（四）疾病预防控制中心项目参与率提高

通过实施项目，全市疾病预防控制中心开展儿童口腔健康教育活动的比例提升，参与儿童口腔疾病综合干预（口腔健康检查、窝沟封闭）的比例从36.36％上升到100％。口腔公共卫生服务能力得到提升。

项目实施前后疾病预防控制中心口腔公共卫生服务实施情况见表1。

表1 项目实施前后疾病预防控制中心口腔公共卫生服务实施情况

	组织开展学校教育活动	组织开展"全国爱牙日"主题活动	口腔健康检查	窝沟封闭
项目实施前（2018年）	54.55％	95.45％	36.36％	36.36％
项目实施后（2019年）	100.0％	100.0％	100.0％	100.0％

（五）探索建立口腔防控体系，提升基层口腔卫生服务能力

以项目为抓手，探索建立全市儿童口腔疾病防治体系，健全口腔疾病防治队伍，提升防治能力；探索建立了卫生行政部门领导，以基层医疗机构为依托、疾病预防控制中心和口腔专业技术机构为指导，多部门合作、协调顺畅的口腔疾病防治体系。

口腔疾病防治体系见附图3。

四、工作体会

（一）领导重视，部门合作，推进项目有序进行

卫生、教育和财政部门重视和支持，保障项目的人力、物力和财力，为项目的顺利实施提供了组织保障、人员保障和经费保障。项目的主要实施对象是学生，实施场所是学校，因此教育部门在宣传动员、健康教育和组织协调中具有重要作用。卫生部门是项目的实施者。项目前期的学生信息收集、健康教育、口腔健康检查、窝沟封闭等，每个环节都需要教育部门、学校的配合。将教育部门纳入干预工作，有力地促进了项目顺利完成。

（二）广泛宣传，普及知识，提高居民意识

通过开展广泛的宣传，可以提高学生、家长、教师对口腔疾病、口腔健

康检查、窝沟封闭的认识，从而使其自觉采取口腔保健措施。项目实施前采取多途径的宣传动员，宣传口腔健康检查、窝沟封闭惠民项目，提高居民对项目的知晓率和接受度，能保障项目顺利推进。经过电话回访，儿童家长对医疗机构提供的窝沟封闭服务满意率达 98.18%。

（三）强化技术培训，加强督导评估

口腔健康检查、窝沟封闭适应证的判定、窝沟封闭的操作与医生工作经验、技能培训等密切相关。建立统一的技术标准，规范窝沟封闭操作，强化医疗人员的技术培训，开展多种方式的工作指导等，对项目的实施进程和实施质量具有重要意义。借助信息平台，定期开展质量控制，能够及时发现问题，及时整改。尤其在项目实施初期，存在口腔卫生资源分布不均衡、项目医疗机构能力不同、项目医生服务水平不一等情况，需要加强质量控制，保障项目质量。

（四）加强基层口腔卫生人员队伍建设

由于人口、医疗资源配置的不同，各区（市、县）口腔专业医生分布不均衡，口腔卫生人力资源不足。各区（市、县）结合自身实际，采用不同模式开展项目。总体而言，基层医疗机构在全市项目实施过程中发挥了重要作用，完成近一半的项目工作。基层口腔卫生人员的技术能力将影响项目的实施质量。加强对基层口腔卫生人员的培养和培训，提升基层口腔卫生人员的口腔疾病防治能力，将有效保证项目实施的效果。

钱雯，主管医师，成都市疾病预防控制中心
魏咏兰，主任医师，成都市疾病预防控制中心

供稿：成都市疾病预防控制中心

健康引领创新发展　利益联出持续动力

——都江堰市健康乡村建设的探索实践

一、背景

都江堰市位于成都平原西北部，面积约 1208 平方公里，常住人口 72 万人。近年来，都江堰市立足打造国际旅游名城，以建设国家首批全域旅游试点县为契机，结合健康细胞创建工作，打造环境优美、文化活动丰富、居民满意度高、经济可持续发展的健康社区，继承和发扬爱国卫生运动的优良传统，形成和巩固了"三元化"扁平治理、"三本账"持续动力、"三支柱"建设支撑的"333 都江堰健康农村模式"，推动了健康环境大提升、健康产业大发展、健康生活大进步。

二、主要做法

（一）算好"家庭承包账"，管好卫生责任区

党组织引领，通过"走院子""坝坝会""乡村夜话"进行算账宣传，试点先行、以点带面，以农村家庭为卫生主体责任单位，划定房前屋后林盘等公共部位分户责任区，成立院落自管委员会，组织群众以头脑风暴法讨论并确定卫生标准，向每个家庭收取每人每年 20 元的卫生管理费。卫生责任区由各户打扫，每月评为"清洁之家"的家庭每人奖励 2 元，全年 12 个月都被评为"清洁之家"的家庭，个人缴费不但全部挣回，每人还能赚 4 元。建立以"划定责任区—自筹卫生费—自扫'门前雪'—考评得奖励"为主体的家庭承包工作推进激励机制，逐渐形成了家家认同、户户交费、人人参与的卫生责任分户管理的良好局面。

（二）算好"最美院落账"，提升设施配套度

世代相居、祖辈为邻的院落，是群众生活和情感连接最紧密的单元。院落基础设施的配套完善是建设健康乡村的必然要求。都江堰市依托在乡村环境卫生治理中形成的资金众筹机制成果和群众参与热情，趁热打铁、顺势引导，以院落为单元，以资金自筹为基础，以政府奖励补贴为杠杆，实施了全域院落配套设施提升工程，逐步建立了以"划分自然院落—自筹治理院落—评比'最美院落'—奖励院落配套资金"为主体的院落负责工作推进激励机制。全市以 50 到 100 个家庭为单位，将 3000 余个农村自然院子整合并划分为 1516 个院落单元。在院落党小组和院委会引领下，群众自筹资金改水、改厕、改厨、改圈，开展院落林盘、沟渠整治，常态保持干净卫生。柳街镇每年年底从村级公共服务资金中调取部分资金用于"最美院落"评选：以申报互评的评选模式竞选出 20 个"最美院落"，每个"最美院落"奖励 8000 元，用于购买水泥、砖等建材和文体设施，支持群众投工投劳，硬化入户道路，改造休闲广场，美化院落等。2015 年 2 月，都江堰市委、市政府召开近 3000 人参加的表彰大会，拿出 200 万元，对 160 个"最美院落""最佳院委会"进行表彰奖励。2014 年以来，全市累计投入 9.17 亿元用于健康乡村建设，其中群众自筹 1.83 亿元，新增和改造垃圾收集点 93 个、垃圾桶（果屑箱）3105 个，建成污水处理站 143 个，整治林盘 10.5 万平方米、沟渠782 条，改善休闲广场 166 个，硬化道路 77935 米，改水、改厕、改厨、改圈 1600 余户。

（三）算好"回报周期账"，引领民宿乡村旅游潮

健康产业是健康乡村建设的核心支撑。立足"让全世界人有生之年一定要来一次都江堰"这一美好愿景，都江堰市牢牢抓住乡村产业发展这一"牛鼻子"，把农村田园作为"大自然、大灌区、大熊猫"的世界级、唯一性旅游资源的广阔纵深，凭借农村环境治理的生态本底发展民宿旅游、现代农庄等新兴旅游业态，创新实施了"组建产业协会—众筹技术劳力—协会联动互促—政府助力提升"的乡村旅游发展模式。柳街镇水月社区成立民宿旅游协会、工匠协会、果蔬协会等"草根"协会 8 个，动员村民和常年外出户基于自家空闲房间打造旅游民宿。社区党支部引导协会抱团、借力发展，民宿旅游协会统一规划营销，群众自己出钱购买材料，工匠协会帮忙改造，降低改造成本，果蔬协会向民宿旅游协会定点配送，民宿旅游协会与果蔬协会互引

互通客源，降低运营成本，增加运营效益。同时，政府对乡村旅游经营户数规模达标、积极性高的社区，在旅游宣传、标示标牌设置、乡村节点道路改造等旅游设施配套方面进行重点扶持，进一步激发群众产业发展的内动力。2015年5月以来，水月社区先后有18家农户投入资金150余万元，改造客房50余间，截至2016年8月，实现营业收入200余万元，其中第2组村民王某投资5万元，将自家150平方米空余房子打造成民宿旅舍，仅6个月实现餐饮、住宿营业收入9万余元，净利润5.2万元，实现了"三个月建成，半年回本"的良好周期回报。自2015年起，都江堰市委、市政府实施"乡村旅游三年提升行动"，每年投入1000万元助力乡村旅游发展。截至2016年8月，全市共发展乡村产业协会350个，参与农村家庭达5400余户，累计自筹投入资金3.8亿元，民宿客房达1.9万余间，共接待游客800万余人次，实现综合收入约10.1亿元。

（四）算好"文化转化账"，彰显田园诗乡美

健康文化是健康乡村建设的品质需求和内在要求。都江堰市在加快发展乡村旅游的同时，依托丰富而深厚的文化底蕴，积极挖掘和发展民俗文化，走出了一条文化育人、文旅互动、双向提升的文旅融合发展新路。柳街镇成立于2006年的"柳风农民诗社"目前有农民诗人108人，2008年被文化和旅游部命名为"中国农民诗歌之乡"，"柳街薅秧歌"是四川省非物质文化遗产。坚持文旅融合，把民俗文化的丰富性和鲜活性作为乡村旅游产品推陈出新的源泉。柳街镇建成诗歌文化体验展演点位7处，连续成功举办两届"中国都江堰田园诗歌吟诵节"。民俗引爆乡村旅游，安龙川派盆景海棠花节、石羊川芎文化节等，因深度开发独特的"民俗文化"而引万人空巷观赏。通过文旅融合发展，建立形成了"乡村旅游协会成员出资—协会组织实施—政府搭台扶持—节会客源分流—节会效益分享"的乡村文化旅游节会活动长效机制，实现了民俗文化与乡村旅游的良性互动。2015年，全市共举办乡村民俗文化节会20场次，共吸引游客119万人次，实现综合收入约3.1亿元。

三、成效

（一）形成"三元扁平式"基层治理机制

以健康乡村建设为目标，形成"党支部领导、群众主体、社会组织支撑"的基层治理机制，实现了由传统行政命令式管理向扁平式服务治理转

变。该创新机制获"第二届中国地方政府治理创新奖",先后被中农办、民政部、文化和旅游部以及四川省委组织部作为地方创新经验刊用,受到王长江等党建专家的高度评价,以及各大主流媒体的广泛关注。

（二）形成"三本账"持续动力机制

引导群众算好卫生账、健康账、经济账,形成家家户户期盼发展、参与发展、自助发展、互动发展、持续发展的格局和氛围。

（三）形成"三支柱"健康农村建设模式

秉承建设国际旅游名城的宏大抱负,以"名城规划引领—本底环境治理—文旅业态融合"的"三支柱"建设模式,推动健康环境大提升、健康产业大发展、健康生活大进步。

供稿：都江堰市卫生健康局

实施紧密型县域医共体建设
实现慢性病防控资源融通

一、背景

"没有全民健康就没有全面小康。"随着社会经济的发展，人民群众的生活水平得到持续改善，但均衡营养、合理膳食的知识尚未完全普及，健康素养和健康行为尚未完全形成。慢性病成为影响健康的主要因素，慢性病发病率呈持续上升趋势。现有的医疗卫生服务体系运行模式制约了优质医疗卫生资源的上下融通、分级诊疗和慢性病防控的同质化，医疗优势资源在慢性病防控中的作用难以发挥。

为打破瓶颈，畅通医疗资源流通渠道，持续提升以慢性病防控为重点的医疗服务品质，进一步优化卫生服务体系，解决青白江区医疗机构国际化服务能力不高、卫生事业发展水平与国际化青白江定位不匹配等问题，2019年4月，青白江区委提出对全区医疗机构进行集团化改革的构想，进一步整合全区医疗卫生资源，提高资源利用效率，激发卫生健康事业发展活力。2019年5月28日，国家卫健委发布《关于推进紧密型县域医疗卫生共同体建设的通知》，明确在全国加快分级诊疗，推进紧密型县域医疗卫生共同体建设，青白江区集团化改革的构想与此高度契合。青白江区医共体建设旨在通过改革，以医院集团建设为突破口，使区级医疗机构和社区卫生服务中心（乡镇卫生院）形成架构、管理、利益、服务、发展、责任共同体，打造"以人为本，健康优先；政府主导，管办分开；区乡协同，乡村一体；资源下沉，关口前移"的医共体新模式，切实提高基层卫生服务能力，让群众就近享受高品质的医疗服务，有效缓解人民群众"看病难、看病贵、看病繁"的问题。

二、主要做法

（一）实施医疗服务卫生体系能力提升工程，发展一流卫生事业

一是加强基础设施建设，持续改善就医环境。青白江区委、区政府先后投入 26 亿余元，完成青白江区人民医院迁建、改扩建青白江区疾病预防控制中心和基层能力提升工程，按三级标准新建四川大学华西第二医院青白江妇女儿童医院、青白江区中医医院、青白江区第二人民医院（欧洲产业城医院）。青白江区人民医院 2020 年创建三级甲等综合医院；四川大学华西第二医院青白江妇女儿童医院已开工，2021 年年底建成；青白江区中医医院将于 2020 年 6 月底竣工，争取于 2021 年成功创建三甲中医医院；青白江区第二人民医院（欧洲产业城医院）将于 2020 年开工建设。投入近 2 亿元为医疗机构配置设备设施。全区医疗业务用房面积达到 22.29 万平方米，医疗床位达到 3674 张，卫生技术人员达到 3254 人，医疗卫生条件明显改善，群众就医体验明显提升。二是引育结合、输血造血并重，打造品质医疗。近年来，青白江区先后与四川大学、成都医学院、四川中医药高等专科学校、成都市第二人民医院合作，引进先进管理理念和高端人才，培育优势学科，青白江区人民医院心内科，青白江区中医医院老年病科、康复科等 6 个科室跻身成都市重点专科行列，青白江区人民医院和青白江区妇幼保健院先后达到三级医院标准，填补了青白江区无三级医院的空白，青白江区人民医院正在申报三级甲等综合医院。

（二）重塑医疗卫生服务机制，实现医疗卫生资源融通

一是组建医疗集团，实现区乡村一体化管理。成立以青白江区委书记为主任、区长为第一副主任的区公立医院管理委员会，组建以青白江区人民医院和青白江区中医医院为牵头单位、基层医疗卫生机构为成员单位的两个医院集团，医院集团对各医疗卫生成员单位实行一体化管理，推动乡村一体化建设；完善人才使用机制和薪酬激励机制，医院集团实行全员聘用制；建立全区业务中心，为区域内医疗机构服务，畅通双向转诊路径；构建统一的信息化服务平台，实现数据共享及医保结算一体化，促进医防整体融合；统筹核心要素资源，发展医共体，加强医院集团学科、诊疗中心和科室建设；健

全考核评价体系，将考核结果与医院集团党政班子成员的薪酬、任免、奖惩挂钩，与财政补助、医保偿付、薪酬总量挂钩。二是公共卫生资源叠加，服务效能最大化。在两大医院集团内选拔优秀人才、学科带头人和技术骨干组建公共卫生服务中心，健全公共卫生服务中心与青白江区公共卫生专防机构协调机制和联动机制，实现全区公共卫生服务同谋划、同安排、同部署、同标准、同进度、同考核，逐步缩小城乡之间、毗河南北之间的服务差异，实现基本公共卫生服务均等化。三是优化家庭医生团队，实现医疗卫生服务的同质化。以紧密型县域医共体改革为契机，将市级、区级各学科中高级中、西医专业技术人员骨干人才充实到全区 64 个家庭医生服务团队，主要承担慢性病诊治、中医药诊疗和康复服务等工作，使公共卫生服务品质稳步提升。四是强化执法监管能力，有效提升规范化水平。开展四川省卫生健康监督机构规范化建设试点，建好执法机构各类功能用房及相关设备设施；按照《卫生监督机构装备标准》配齐各类执法装备和检测设备，发挥省级卫生执法监督培训基地的优势，加强执法监督人员和协管员的执法能力、作风建设、廉政素养培训，有效提升执法队伍的综合素质；巩固"双随机、一公开"执法机制建设上的先行优势，全面加强信息化建设，探索"互联网＋监管"工作机制，有效提升执法监督效率。

（三）整合医疗资源，推进慢性病同质化管理

积极探索建立高血压、糖尿病等慢性病急慢分诊、分级诊疗、双向转诊的模式，利用医共体"1+1+6+N"和"1+1+5+N"的运行构架，将专家教学指导、定期坐诊、按需会诊等形式运用于慢性病的预防和诊疗工作。同时，医共体上级单位将家庭医生签约团队一定比例的专家号、预约挂号、预留床位和绿色就诊通道等资源赋予基层医疗机构，引导患者有序就医。通过上下联动，基层医疗机构也切实兜住了卫生健康网底，为辖区居民提供标准化、同质化的慢性病防治管理服务，提升居民感受度和获得感，引导患者基层首诊，提高居民健康水平，最终实现"以医带防、以防促医、医防融合"的工作效果。

三、成效

（一）高位推动改革，成功入围国家试点

成立以青白江区委书记为主任、区长为第一副主任的区公立医院管理委

员会，负责推进医共体建设。医共体建设工作得到了全区各相关部门的全力支持和配合，这极大地增强了医共体建设的推进力度。国家卫生健康委员会发展研究中心专家认为，青白江区改革目标明确，改革任务设计精准，路径清晰具体，改革措施因地制宜，各级关系处理相对合理。2019 年 8 月，国家卫生健康委员会、国家中医药管理局发布《关于印发紧密型县域医疗卫生共同体建设试点省和试点县名单的通知》（国卫办基层函〔2019〕708 号），青白江区被确定为国家医共体建设试点区。

（二）资源有效整合，高效稳定推进

青白江区在全市率先印发《成都市青白江区推进紧密型县域医疗卫生共同体建设实施方案（试行）》（青委发〔2019〕23 号），成立卫生健康党工委负责医院集团的党组织管理，集团党委书记兼任青白江区卫健局党组成员，保证卫健局对医院集团"管得住"，改革方向不偏离，公益职能不弱化。通过统一医共体各医疗机构法定代表人，充分下放管理权限，在医共体内统一财务管理、人事管理、物资采购管理、信息化平台管理、业务管理。让医共体内各医疗机构成为真正的"一家人"，避免过去医联体"联体不联心"的情况，真正实现医共体内人、财、物合理流动、科学配置。

近年来，青白江区慢性病防控成效明显，心脑血管疾病、呼吸道疾病和部分恶性肿瘤的发病率逐年下降，基本公共服务绩效考核连续多年在成都市名列前茅，"双随机，一公开"做法在各省市交流。县域医共体运行半年后，医院集团在人员统一调度、资源统筹使用方面的优势逐渐显现。2020 年 1 月至 5 月，青白江区县域内就诊率为 85.34%，基层门急诊人次占比 60.30%，基层住院人次占比 41.2%，分别较 2019 年增长 1.02%、9.92%、6.30%。

青白江区人民医院集团、区中医医院集团成立并举行授牌仪式见附图 4。青白江区召开区公立医院管理委员会第一次会议见附图 5。

四、启发

下一步，青白江区将围绕健康中国战略和一流卫生强区建设，以建立区强、镇活、村稳的医疗卫生服务体系为目标，通过"六个一体化"建设，有效激发活力、提升效率，全面提升医疗卫生服务能力，推动实现分级诊疗，全面推动医疗卫生服务提质增效。

（一）抓好改革试点，纵深推进医改

以医共体建设为抓手，全面落实中央决策部署和省市工作要求，统筹推进公立医院综合改革、党委领导下的院长负责制、现代医院管理制度建设、公立医院薪酬制度改革等各项改革试点任务，保障各项改革任务落地落实，取得实效。全面落实"预防为主、医防结合"的方针，全面推进健康融入所有政策落地落实，形成政府主导、部门联动、专业机构指导和群众参与的医疗卫生工作格局。

（二）抓好"六个一体化"，提升运行效率

充分发挥医共体制度优势，通过推进行政、人事、资产财务、业务、绩效考核、药械供应保障一体化管理，不断优化运行机制，提升运行效率，推动实现管理减员增效、人才有序流动、资源优化配置、成本有效降低、活力全面激发，显著提升整体运行质量和效率。

（三）抓好数据共享，实现互联互通

信息资源共享、医疗卫生服务信息互通是县域医共体改革顺利推进的重要支撑，是医防融合的重要载体。医共体建设需对各医疗机构信息系统进行全面改造。在持续加大信息化建设投入的前提下，坚持高起点、高标准建设区域信息平台，逐步实现"互联网＋"的医疗卫生服务模式，打破医疗服务和公共卫生服务之间、医疗机构和专防机构之间的信息障碍，实现互联互通和数据共享。

（四）抓好乡村一体，夯实基层网底

全力推动将村卫生室纳入卫生院（社区卫生服务中心）实施一体化管理。充分发挥村卫生室医务人员在基本公共卫生和家庭医生服务中的作用，就近为群众提供高品质服务，在做优做实群众健康管理的同时，全面提高群众的亲密感和信任度，引导群众就近就医，推动落实分级诊疗。

（五）抓好机制创新，推动资源下沉

通过邀请国内高校和有关研究机构的专家对青白江区的现状进行深入调研分析，有效把握改革的关键环节。同时，在家庭医生服务、医防融合、科联体建设等方面开展利益分配机制、激励机制、监督机制等方面的探索，通过不断创新治理机制，建立合理的利益分配机制，推动高水平医务人员到基

18

层服务，使医疗资源下沉，实现从行政推动到利益驱动的转变，打造可持续发展的医共体模式，建立资源下沉和分级诊疗的长效机制。

应成龙，主管医师，成都市青白江区卫生健康局

供稿：成都市青白江区卫生健康局法制与监督科

成华打造"N+1+n+C"优质健康服务体系

一、背景

成华区面积约 108.3 平方公里，辖 14 个街道 101 个社区，常住人口约 120 万。近年来，成华区抓住成都"东调""北改""中优"三大历史机遇，举全区之力推进城市"腾笼换鸟"、产业"退低转高"。随着城区的转型升级，受历史因素影响，两大亟待解决的与人民群众健康密切相关的问题日益凸显：一是全区人口结构已步入老龄化，65 岁以上老年人口占比 11.5%，高血压、糖尿病患病率分别为 25.2%、9.7%，慢性病死亡率占居民主要死因构成的 85.53%，可总结为"两个多"，即老龄人口较多、慢性病患者较多；二是区域内优质医疗资源相对匮乏，社区卫生服务中心也起步较晚，承接分级诊疗的基础较为薄弱。

为补齐医疗资源短板，满足群众优质健康服务需求，成华区结合中心城区特点，积极探索创新，打造了"N+1+n+C"优质健康服务体系："N"即省、市三甲综合/专科医院，"1"即成华区政府，"n"即辖区基层医疗机构，这三者组成了"以政府为枢纽，上联大型综合医院，下接基层医疗机构"的医联体联盟；"C"即华西－成华家庭医生签约服务管理中心（以下简称签约管理中心），这是基于华西－成华城市区域医疗服务联盟、依托智慧社区"3e"系统打造的，集家庭医生工作室与签约服务、居民健康教育、健康大数据平台、家庭医生团队能力提升、全科医护人员实训考核等功能为一体的综合性服务中心。

二、主要做法

（一）构建制度，把四川大学华西医院"联"到成华区

一是建立协调推进制度。联盟成立由四川大学华西医院院长和成华区区

政府分管副区长挂帅的工作推进领导小组，先后召开联席会 15 次，研究解决医联体建设所涉及的重大问题，为联盟业务纵深开展提供了坚实保障。四川大学华西医院专门成立联盟双转办，成华区卫健局成立联盟项目联络小组，负责医联体日常工作的推进。双方分管领导和主管部门对口合作，召开工作协调会 50 余次，研究解决合作中的具体问题。二是建立有力保障制度。成华区委、区政府将联盟建设作为全区改善民生福祉的"一号工程"来抓，实行专项目标管理。区政府投入 4.06 亿元建设社区卫生服务中心和签约管理中心，并配套医联体建设专项工作资金 3400 万元；研究出台了支持医联体的政策文件 12 份，制定了社区卫生服务中心专项奖励、超收返还、有偿签约服务收入全额返还等激励政策，突破基层绩效工资瓶颈，激活基层医务人员的积极性。四川大学华西医院和四川大学华西第二医院还建立了专家下沉激励机制，提高驻派基层专家的积极性。三是建立双向考核制度。建立联盟医生标准化培训、考核、认证体系，制订并出台"双考核实施方案"。由区卫健局与四川大学华西医院、四川大学华西第二医院分别组成双向考核小组，考核下沉医务人员的工作数量及质量，考核结果作为下沉医务人员在四川大学华西医院、四川大学华西第二医院的绩效分配及在基层医疗机构获取工作性收入的依据；四川大学华西医院、四川大学华西第二医院下沉医务人员和区卫健局联合考核基层医疗机构任务完成的情况，考核结果纳入区卫健局对基层医疗机构的年度综合考核。

构建制度，把四川大学华西医院"联"到成华区——签约仪式见附图 6。

（二）提升机制，把华西专家"请"到家门口

一是建立定岗式专家指导机制。根据基层医疗机构的实际需求，四川大学华西医院选派 4 名全岗全科驻点医师、7 名半岗专科巡诊医师分片区下沉成华区基层医疗机构，开展医疗质量控制、培训教学、临床诊疗、组织管理、学术研究等技术指导及联盟事务组织协调工作，一年一轮换。其中 1 名驻点医师兼任成华区医疗机构服务中心副主任，负责驻点协调联盟中的各项事宜，另外 3 名兼任成华区医疗机构服务中心主任助理，协助开展各项联盟工作。四川大学华西第二医院遴选 2 人分别担任成华区妇幼保健院院长、副院长，全面参与医院管理运营，传授先进服务理念与管理经验，并选派妇科、儿科和产科的 4 名专家下沉成华区妇幼保健院，促进重点学科建设。二是建立适宜性技术培训机制。四川大学华西医院派出全科医学科、内分泌

科、心内科、实验医学科、康复科、心理卫生科、营养科、老年科等的专家下沉基层开展社区适宜性技术培训 3176 人次。签约管理中心作为四川大学华西医院全科培训中心成华分中心，设华西远程教育室、模拟诊室、临床技能实训室、心肺听诊实训室等功能区。签约管理中心采取理论授课、技能操作、网络直播相结合的"在位在线"实训模式，邀请相关领域专家进行专题系列授课及实训操作指导。三是建立定制化上挂进修机制。四川大学华西医院根据各基层医疗机构的需求，采取"定制化培训"模式，对成华区基层医务人员开放全科和专科短期进修、临床检验和检查技师轮训、学术研讨会议等多元化在职在岗培训项目，以缓解工学矛盾，提升基层医务人员的临床技能。四川大学华西第二医院致力于培养基层妇儿专科人员，打造标准化、品牌化的基层妇儿诊室，现已培养华西妇儿联盟认证的儿科医生 12 名、妇科医生 1 名，打造"华西妇儿联盟诊室"3 家。

提升机制，把华西专家"请"到家门口——培训见附图 7。

（三）完善模式，把华西理念引到大基层

一是建立"4e"服务模式。签约管理中心依托智慧社区"3e"系统进行优化升级，在"e 家"社区议事厅平台、"e 安"社区安防管理平台和"e 服"社区便民服务平台的基础上拓展建立"e 管"个性化健康管理平台。通过设立全省首个"体验式家庭医生签约工作室"，定点为居民提供由华西-成华城市区域医疗服务联盟制定的糖尿病、高血压有偿签约等服务包，为签约患者定制个性化的健康管理方案；通过设置健康自助检测区、健康厨房、运动康复分析室等功能区，由专业医师示教和指导，引导居民掌握自我健康管理的基本知识和技能。二是建立双向互动团队模式。组建了 78 支"华西全科医生参与、华西专科医生支撑、成华基层医生执行"的新型家庭医生团队，通过在慢性病患者和老年人相对集中的社区院落建立 15 个"健康驿站"，实现家庭医生团队"定时、定点、定人"为社区居民提供健康服务；构建了"社区＋小区＋楼栋"三级网络系统，由慢性病患者、社区网格员、热心居民组建健康管理服务志愿者团队，协助家庭医生团队开展签约服务宣传推广、义诊活动、慢性病自我管理等工作。三是建立四大信息共享平台。"双向转诊平台"通过预约挂号、转诊患者信息共享等功能，搭建起门诊—住院患者双向转诊、慢性病管理患者特殊检查两条"绿色通道"；"远程诊疗平台"通过联盟专网，实现网络门诊、远程心电、远程影像；"检验同质化平台"通过在区属龙头医院成立区域检验中心，上联四川大学华西医院，下

接区内基层医疗机构，实现检验结果互认；"家庭医生健康大数据平台"实施大数据分析管理，整合各级医疗资源，建立起以家庭医生服务为主体的全程追踪、指导，以居民健康档案为核心的管理新模式。

完善模式，把华西理念引到大基层——签约服务管理中心见附图8。完善模式，把华西理念引到大基层——网络门诊见附图9。

三、成效

随着成华区与四川大学华西医院、四川大学华西第二医院合作的"华西-成华"城市区域医疗服务联盟和"华西-成华"妇儿专科联盟相继落地，"N+1+n+C"优质健康服务体系逐步完善、平稳运行，破解了成华区优质综合医疗资源不足、妇儿专科医疗资源匮乏的难题。全区基层医疗机构健康服务能力大幅提升，群众"首诊在基层"的就医习惯逐渐形成，"责任共同分担、事业共同发展、服务共同提供、利益共同分享"的优质健康服务体系已取得阶段性成效。成华区先后4次在国家级相关会议上做经验交流发言，代表省、市接受国务院医改领导小组专家组督导并获高度评价，被评为全市"医改工作成效明显区县"。同时，居民健康水平有效提升。近年来，成华区居民健康素养明显提升，人均期望寿命稳步上升，2019年达80.09岁，5岁以下儿童死亡率为2.18‰，新生儿死亡率为1.71‰。

工作成效——双向转诊见附图10。

（一）自上而下，让医院变强

成华区已分别与四川大学华西医院、四川省人民医院、成都市第二人民医院、成都市第六人民医院、核工业416医院等省、市三甲医院组建了综合医联体，与四川大学华西第二医院、四川省中西医结合医院、四川省第二中医院、四川省妇幼保健院、成都市妇女儿童中心医院等专科医院组建了10个专科医联体，100％覆盖各基层医疗机构。通过将先进经验植入基层医疗机构，不断优化功能布局，完善管理制度，规范服务流程，全面提升了基层医疗机构的综合实力，目前已成功培育出全国百强和优质服务示范社区卫生服务中心4家、国家推荐标准的社区卫生服务中心2家。

（二）自下而上，让人才变强

通过标准化的培训考核认证体系，累计培训8000余人次，上挂进修

1500 余人次，成华区基层医护人员能力显著提升，已培养出四川大学华西医院认证的联盟全科医生 9 名、高血压管理社区首席医生 16 名、糖尿病管理社区首席医生 11 名，专业技术人才总数较优质健康服务体系建立前增长了 53.3%，本科及以上学历人数增长 49.6%，中级及以上职称人数增长29.6%。成华区基层医生在全国血压血脂综合管理优秀临床实践大赛总决赛上荣获三等奖，在全市基层卫生岗位练兵和技能竞赛中共获得集体奖 3 个、个人奖 6 个。

（三）顺畅联动，让能力变强

通过联盟平台建成门诊—住院患者双向转诊以及慢性病管理患者特殊检查两条"绿色通道"，联盟内上、下转诊量年均增长率分别达 31.8% 和26.1%。全区基层医疗机构服务能力全面提升，总诊疗量、门急诊量、接诊病种数较联盟建立前分别增长 21.9%、12.9%、110%。全区规范化电子建档率达 95.59%，老年人健康管理人数达 29665 人，高血压、糖尿病、严重精神障碍患者规范管理人数分别达 44623 人、17465 人、3912 人。

（四）综合施效，患者体验更优

华西专家下沉社区驻点坐诊查房，实现了"足不出区即享受到四川大学华西医院优质服务"，患者到大医院"扎堆"就诊的情况得到有效改善，通过组建"华西全科医生参与、华西专科医生支撑、成华基层医生执行"的新型家庭医生团队 78 支，已累计签约服务管理 38.2 万人，其中有偿签约服务管理 8000 余人。通过搭建华西—成华医疗业务传输专网，开通网络门诊，建成远程影像和远程心电中心，累计服务 5.9 万人次。四川大学华西医院对基层医疗机构实验室进行全程质控，联盟内检验同质化、结果互认，区域检验中心检验量达 23.6 万份，累计为居民节约就医费用 1500 万余元。群众对基层医疗机构服务满意度达 95.6%，较体系建立前提高 10%。

四、体会

2020 年 6 月 2 日习近平总书记主持召开专家学者座谈会，强调构建起强大的公共卫生体系，为维护人民健康提供有力保障，并再次强调了要推动将健康融入所有政策，把全生命周期健康管理理念贯穿城市规划、建设、管理全过程各环节。我们反思：成华"N+1+n+C"优质健康服务体系如何进一步完善，如何实现可持续发展？下一步，成华区将继续深入贯彻习近平总书记关于健康中国建设的一系列重要指示，严格按照国家、省、市、区关于深化医改的最新要求，结合抗击新冠肺炎疫情暴露出的问题，坚持补短板、堵漏洞、强弱项，加快推进区属医疗机构硬件建设，不断深化医联体建设内涵，着力促进医防融合，构建起更加完善的卫生服务体系。

（一）升级打造"华西－成华"城市区域医疗服务联盟2.0版本

加快推进成华区人民医院、成华区精神卫生中心升级改造，补齐区属公立医院能力不强、制约"华西－成华"城市区域医疗服务联盟纵深发展的短板。进一步深化与四川大学华西医院的合作，建立以四川大学华西医院为龙头，成华区人民医院为枢纽，成华区精神卫生中心、老年病专科医院为补充，社区卫生服务中心为网底的三级诊疗服务体系，升级打造"华西－成华"城市区域医疗服务联盟2.0版本。继续实施社区医生综合能力提升，成都市基层卫生培训基地创建，家庭医生有偿签约服务管理，呼吸内科、肾内科、老年科慢性病管理合作等联盟重点工作；继续完善联盟内信息系统功能，进一步打通关键业务，在数据共享、线上/线下转诊等领域进行深度合作，提高业务系统之间数据的协同程度。

（二）抓实做优"华西－成华"妇儿联盟

继续推进华西－成华妇儿联盟儿科、妇科医生培训认证，力争达到政府办社区卫生服务中心联盟认证医生全覆盖，新建2家标准化基层联盟诊室，进一步提升基层妇儿专科服务能力。加快推进华西成华妇女儿童医院（成华区妇幼保健院）建设，充分吸收四川大学华西第二医院的先进规划理念，确保新医院建成后能与之无缝衔接，提供一体化、便利化的连续性诊疗服务。加快华西成华妇女儿童医院产科、妇科等重点学科建设，大力推进检验与信息化建设，实现检验同质化和医疗信息互通互联。

（三）着力促进医防融合

依托"华西－成华"城市区域医疗服务联盟和"华西－成华"妇儿联盟，实施基层人员能力提升项目，提升全区医疗救治、疾病防控和应急处置能力。健全疾病预防控制中心与社区联动工作机制，启动疾病预防控制中心三级乙等创建工作，优化完善疾病预防控制中心、社区卫生服务中心疾病预防职能职责，夯实联防联控的基层基础。建立公共卫生机构和医疗机构协同监测机制，规范发热门诊、发热哨点等的建设，充分发挥哨点作用，提高监测敏感性和准确性。建立健全分级、分层、分流的疫情救治机制，加快推进成华区人民医院、成华区妇幼保健院 PCR 实验室建设，明确各级医疗机构在疫情救治中的职责功能，提升重大疫情监测发现和医疗救治承载能力。

李梦婕，主管医师，成都市成华区疾病预防控制中心

供稿：成都市成华区疾病预防控制中心

慢性病相关危险因素控制

　　环境风险和不健康的生活方式是导致慢性病的主要危险因素。世界卫生组织（WHO）2019年提交了一份《卫生、环境与气候变化全球战略（草案）》，就全世界及卫生界在2030年前应对环境卫生风险和挑战提出了愿景和前进方向。数据显示，全世界死亡和疾病负担的四分之一都是由已知且可避免的环境风险因素导致，环境风险因素涉及每年1300万例死亡。不健康的生活方式如吸烟、缺乏运动、有害饮酒和不健康的饮食同样会增加慢性病的死亡风险。

　　开展慢性病共同危险因素的综合防控，能有效减少由慢性病导致的死亡、伤残以及经济负担。

强化慢性病社区监测 提升综合防控能力

一、背景

随着城市化、工业化、社会经济发展和人口老龄化进程加快，受不健康生活方式和环境污染、工作压力加剧等因素的普遍影响，人群心脑血管疾病、肿瘤、慢性呼吸系统疾病等慢性非传染性疾病（简称慢性病）的患病率快速上升，对江油市居民健康造成的危害越来越突出，严重影响了居民健康和社会稳定。预防和控制慢性病的工作迫在眉睫。2012 年，在江油市委、市政府的领导和各乡镇政府及相关部门的大力支持下，在相关单位及工作人员的共同努力下，江油市卫生健康局和江油市疾病预防控制中心把江油市成功创建为国家级慢性病综合防控示范区。为进一步健全和完善江油市全人群慢性病监测系统，不断提高监测管理质量，江油市卫生健康局、江油市疾病预防控制中心选择江油市涪滨社区开展试点工作，探索适合本地区的慢性病防控策略、措施和长效管理模式，取得了一定成效。

中共中央、国务院《关于深化医药卫生体制改革的意见》要求："完善重大疾病防控体系和突发公共卫生事件应急机制，加强对严重威胁人民健康的传染病、慢性病、地方病、职业病和出生缺陷等疾病的监测与预防控制。"

以高血压、糖尿病、肿瘤为主的慢性病是影响江油市居民健康的主要疾病。江油市有户籍人口约 88.97 万，现有高血压、糖尿病、重性精神疾病、肿瘤、心脑血管疾病患者 10 余万，占全人群的 11％以上，患病率高。江油市 2019 年死因监测报告显示，因慢性病导致的死亡病例占到了总死亡人数的 87.23％，高于全国报告比例（86.6％）。慢性病起病缓，病程长，医疗花费高，给经济和社会发展带来沉重负担。因此，早发现、早治疗、早管理慢性病患者显得尤为重要。

江油市城区医疗资源丰富，多数居民一般在综合性医疗机构就医，而慢性病患者的管理任务则落在社区。社区难以掌握这部分人群的患病情况，给慢性病患者的早发现带来一定困难。慢性病患者人数较多，而专职从事慢性病患者管理的公共卫生人员则少之又少，要把所有的慢性病患者规范管理起来十分困难。如何早期发现慢性病患者，并对其进行规范化管理是摆在江油市公共卫生人员面前的一个难题。为了破解这个难题，江油市卫生健康局、江油市疾病预防控制中心选择江油市涪滨社区作为试点，结合基本公共卫生服务项目工作，从健康知识的普及、健康支持性环境的建设、健康指标检测设备的配备、健康咨询师的配备、健康投资等方面全方位配套慢性病防控资源，大力鼓励、引导市民关心健康、管理健康、投资健康，使其主动去发现慢性病，开展自我管理，提高慢性病控制率。

江油市涪滨社区是 2008 年汶川大地震后由中石油投资新建的一个社区。社区硬件设施完善，办公面积大约 500 平方米，共有社区居民 1 万余人，居住集中，人员构成主要为川西北石油公司员工及其家属，素质较高，对个体和家庭卫生健康有较高的需求，有利于试点工作的开展。

二、主要做法

（一）加大慢性病患者筛查力度

在涪滨社区活动室建立健康小屋，对社区居民开展健康教育，引导其改变不良生活习惯；为社区居民提供免费健康指标自助检测，检测内容有血压、血糖、身高、体重、腰围等，并逐步对健康小屋功能进行完善，适时开展体脂、心血管功能、肺功能、骨密度等指标检测。通过经常性健康指标检测，对慢性病患者及高危人群进行筛查，及时发现异常情况并与居民沟通，助力早发现、早诊断、早治疗、早建立健康档案。及时对慢性病患者和高危人群存在的健康问题开展针对性、个体化的健康指导。

涪滨社区健康小屋创建照片见附图 11。

检测设备统一招标购买，主要有全自动血压检测仪、彩屏血糖检测仪、超声波体检机（检测身高和体重）、腰围尺、健康触控一体机、健康触控查询机等。

社区居民使用二代身份证打卡，可依次自助或在医生的帮助下测量身高、体重、血压、血糖、腰围、体脂等，自己打印健康评价处方，医生打印健康指导方案。居民根据评价处方自行判断检测结果，在健康触控查询机上搜索相关健康知识，或向医生咨询。医生定期导出检测结果分析社区居民的健康状况，搜索慢性病患者和高危人群，建立健康档案，实施干预。健康咨询师由与社区临近的江油市中医院每日派遣，人员主要为进修医生、实习医生。

（二）加强健康支持性环境建设

位于涪滨社区旁的江油市体育公园增加了社区健康元素。我们在体育公园中进行了健康主题公园建设，增设健康步道，配套健身设施和器材，提供健康支持性环境；以科学运动、适量运动、坚持运动为主题，广泛开展运动与健康、运动与疾病防控知识宣传，同时辅以运动技巧、运动注意事项、运动后疲劳缓解措施等知识宣传，如科学走路八法、正确的投球姿势等。这样不仅提高了居民参与运动的兴趣，而且提高了居民科学运动、合理运动、健康运动的知识水平。

健康主题公园的建设由江油市疾病预防控制中心负责，涪滨社区所属川西北社区卫生服务中心负责日常管理，定期更换宣传内容，对公园进行维护。

（三）设立健康银行，提高居民参与健康管理的积极性

我们在小区建立了健康银行，设置健康银行卡，实行积分制；动员社区居民、慢性病高危人群、慢性病患者等广泛参与健康知识讲座、卫生健康宣传日、随访、体检、患者自我管理等活动，参与1次记一定的积分。当积分达到一定数量时，参与者可享受江油市中医院或川西北石油医院一定的医疗优惠服务，比如免挂号费、降低一定比例的医疗费用等。

（四）积极动员领导层，争取更多社会关注

持续动员领导层，注重领导层健康意识的提高，促进健康政策的出台和措施的落实，以赢得更多的社会关注，为慢性病防控工作提供支撑。江油市疾病预防控制中心从2014年开始连续6年每周五向江油市卫生健康局局长发送健康知识短信，然后由江油市卫生健康局局长分别向江油市四大班子成员及市级各部门、各乡镇党政主要领导转发。健康短信以简洁的语言宣传健康小知识，提高上级领导对健康的重视度以及对慢性病防控工作的支持力度和人、财、物的投入力度，保证全市慢性病防控工作顺利开展。

三、成效

涪滨社区慢性病防控试点模式在一定程度上改善了之前社区医疗资源不足和社区居民参与度较低的状况，以其科学性、先进性、自助性的特点，提高了居民参与度，以及慢性病患者筛查覆盖率和灵敏度；进一步摸清了本社区（积极控制区）高血压、糖尿病、血脂异常等慢性病患者及高危人群的具体情况，进一步掌握了本社区居民吸烟、饮酒、膳食不合理、活动不足等慢性病相关危险因素的分布情况与积极控制后的变化趋势，提高了居民自我管理健康的主动意识和技能，促进了辖区内居民的健康。

四、体会

本试点整体经费投入较大，且健康检测设备和器材都属于消耗品，长期运转的维护资金需求较大，若无专项资金支持则难以维持长期正常运转。

农村居民与城市居民在人口素质、生活习惯、居住条件等方面存在较大差异，本试点模式在全市城乡全面推行较为困难。

对于慢性病防治和健康促进，如果政府不严格按照制定的年度考核目标对相关部门和单位实施考核，仅靠卫健部门或疾病预防控制中心难以协调和动员其他各级各部门，难以获得项目所需的部门配合及经费支持。

五、结合试点经验，进一步进行氛围打造

结合"健康江油""美丽乡村"建设，在全市试行推广涪滨社区慢性病防控试点经验，重点推进江油市"亿万农民爱健康"项目工作，关注广大农民群体的健康，强化农村慢性病防控工作。

江油市于2019年制定了《江油市亿万农民爱健康工作实施方案》和工作指标体系，建立了以各级政府为主导、多部门合作、专业机构支持和全社会参与的工作机制，稳步推进各项工作；建立了香水镇、彰明镇两个示范乡镇，完成了健康支持性环境氛围打造工作。

"亿万农民爱健康"走进彰明镇见附图12。

2019年10月28日至11月22日，在全市17个乡镇开展了17场"同唱一首健康歌，共做一套健康操"主题健康巡演，内容包括健骨操、健康口腔

情景剧、啦啦操、健康知识有奖问答等，为 5000 余名群众带去了欢乐和健康知识，活动中发放控盐勺、控油壶等健康支持性工具 900 余套，在丰富农民业余生活的同时，极大地提升了农民朋友尤其是农村中占比较大的中老年人的健康素养，补齐了农村居民健康知识短板。

"亿万农民爱健康"巡演现场，广大群众观看健康操表演见附图 13。广大群众跟着舞蹈演员一起做健骨操见附图 14。"亿万农民爱健康"巡演现场给广大群众表演健康口腔情景剧见附图 15。

六、结语

江油市慢性病患者众多，及时发现率、管理率和治疗率不理想。原因是多方面的，如防控手段落后、医疗资源受限、患者对慢性病的认识不足、治疗的依从性差等，迫切需要先进的、科学的、方便有效的综合防控措施来解决问题。江油市涪滨社区慢性病防控试点模式贴近居民的日常生活，方便居民对自身健康状况进行管理，为缓解医疗资源紧缺问题，强化慢性病社区监测，提高慢性病及时发现率、管理率和治疗率，提升综合防控能力提出了新的思路。

曹婕，主治医师，江油市疾病预防控制中心

供稿：江油市疾病预防控制中心

融合社育家育校育　助推学生心理健康素养提升

一、背景

三台县七一小学始建于 1915 年，学校现有学生 3300 余人。学校在"积极教育"办学思想的指导下，以"构建有成就感的团队，培养有竞争力的学生，塑造懂孩子的家长"为宗旨办学。2014 年该校通过"健康学校"验收，成为三台县第一批"健康示范学校"。2015 年三台县积极筹备创建国家慢性病综合防控示范区，在新时期创建国家慢性病综合防控示范区健康学校的要求下，三台县七一小学作为辖区一所百年老校，如何在众多学校中脱颖而出，既能突出七一小学特色，又能让全校师生从中受益是当下要解决的关键问题。为突出"健康学校"的示范引领作用，在县委、县政府的大力支持下，该校积极探索以"解决信息社会日益加剧的青少年心理健康问题"为主题，深入实施"融合社育家育校育，助推学生心理健康素养提升"的健康干预活动。该校坚持走内涵发展之路，不断凝聚教育合力，将心理健康与校园文化相融合，探索出了一条适合校情的心理健康干预之路。

二、主要做法

（一）健全组织机构，实现规范管理

该校以国家慢性病综合防控示范区建设为契机，积极构建学校、家庭、社区、网络"四位一体"的整体心理健康促进网络，营造一个学校、家庭、社会共同关心学生健康成长、全面发展的和谐氛围。学校不断拓展心育和家育工作实施渠道，不断完善心理健康教育体系，多举措助推学生核心素养提升。

一是机构健全，目标明确。该校在县委、县政府的大力支持下，先后被授予"三台县未成年人心理成长指导中心""三台县家庭教育总校"。学校把

心理健康教育工作纳入学校重要议事日程，健全组织机构，聘请多名德艺双馨专家、退休干部担任顾问和辅导员，全力打造一支"同育一片林，关爱一代人"的家育心育工作优秀团队，保证工作常态化。

二是建章立制，措施有力。学校先后制定了《学校未成年人心理健康教育工作实施方案》《家庭教育工作方案》等有关家育心育工作、学习、活动、纳贤的规章制度，坚持育人为本，实行统一计划、统一部署、统一检查、统一表彰，为家育心育工作的顺利开展提供可靠保证。

三是加大投入，夯实阵地。学校不断加大经费投入，竭尽所能地保证家育心育工作的有效运转。2017年，该校以国家慢性病综合防控示范区建设工作为抓手，多方筹措资金20余万元，进一步夯实和提升了"未成年人心理成长指导中心""学校家庭教育指导中心"的阵地建设，配齐设施，完善心理健康团队辅导、心理咨询、心理测评与分析、亲情交流、心理宣泄、艺术活动、家校联系等功能室的建设，提升了家育心育工作的实效性。

（二）关注心理成长，提升心育实效

小学阶段是学生接受正规教育的开始阶段，是情商、智商逐渐发展的重要阶段，是学生建立人生观、价值观、世界观的第一阶段。因此，加强心理健康教育，提高学生心理素质，应成为小学生素养提升的重要方面。

一是强化队伍，提升心育软实力。加强心理健康专业师资培训，促进学校心育工作专业化、规范化。学校成立了心理成长辅导团队，设置专职教师，确保各班每周一节心理健康课，培训"快乐童心助理员"，当好老师心理健康课的助教。积极开展省级课题"以人格发展为轴心的未成年人教育模式的思考"的研究，经常邀请专家到校举办专题讲座，培训心理健康师资，提升心育工作软实力。

二是科学评价，注重心育针对性。科学进行心理测评与分析，对心理状况资料进行集中管理，有利于实现心理辅导工作的信息化、智能化、专业化。我们利用专业心检系统软件，组织专业人员对学生和家长进行心理测评与分析，建立学生及家庭心理成长档案。每个心理健康老师负责一个年级，跟踪、帮扶少数重点，开展一对一心理咨询，适时调研评估，强化心理健康课题研究，实行多种方法加强对学生的关注和帮助。

三是丰富平台，保证心育实效性。多举措开展心理健康教育活动，旨在普及心理健康常识，提升心理健康水平。学校不断丰富平台，充分保证心育的实效性。学校将心理健康教育渗透进学科教学，从"近一点，小一点，实

一点，全一点"的课程改革入手，使心理健康教育真正贴近儿童的生活世界、生命成长。学校安排取得国家级心理咨询师资格的老师上课，课堂融心理情景剧、团队活动、沙盘游戏活动为一体，实现了心理健康常识全面普及。学校主动联系家庭、社区，分层举办有针对性的"心理健康沙龙"，有效带动社区力量、社会力量。学校以个案辅导、家庭咨询、户外亲子活动等形式给予特殊家庭、留守儿童以心理干预，在孩子成长的同时，让每个家庭也同步成长，为孩子的健康成长和素养提升助力。

四是拓宽教育渠道，凝聚心育合力。心理健康教育工作离不开家庭的积极配合，学校以"孩子上学，我读书"为校训，全方位开辟家长学习、交流空间，实现"家长与孩子共成长"的愿望。学校不仅要向高一级学校输送优秀的学生，还要输送合格的家长。学校"新成功教育"理念给了每个孩子成功的机会，给每位家长提供了为孩子树立榜样的舞台。该校坚持每期一次的"成功家庭""美德家长"公开评选，通过家长会、家长论坛、亲子活动、家长开放日、家庭才艺展示等活动平台，宣讲先进事迹，分享成功经验。这些活动的开展进一步优化了家校教育的合力，凸显了家长的榜样示范力量，既提升家长综合素养，也给孩子传递正能量。挖掘隐藏在孩子身上的潜力是使孩子走向成功的重要一步。该校坚持开展每周一次"新成功好少年"、每期一次"美德少年"评选表扬活动，积极开展学生才艺展示、研学旅行、公益实践、学习成果展评、志愿服务等形式多样、特色鲜明的主题活动，充分发挥孩子的潜力，邀请家长积极观摩和参与各种校园活动，让家长发现和检阅孩子潜力，获得了家长的有力支撑。

（三）多元学习，创新家育科学方法

学校高度重视对家长进行家庭教育知识和技能的指导，分年段编写了家庭教育系列校本教材《我与孩子共成长》，引领家长学习家庭教育知识；制定了《家长学校工作实施方案》，分层落实家长培训会的内容、形式、主讲人、助教人等。

一是集中培训。集中是指学校组建"家庭教育讲师团队"和聘请省市专家，根据学生身心成长和健康心智的形成规律，分年级、有主题地集中家长统一学习。本学期学校共开展家庭幸福讲堂 22 场，参培家长与主讲老师深入探讨，热烈互动，收获满满。

二是分散辅导。分散主要是指通过多种渠道来了解特殊家庭、特殊孩子的需求，通过专业量化对其做出全面评估，个别辅导，从而提出对应的解决方案。

（四）弘扬剪纸艺术，健心促健康

为培养孩子的动手、动脑能力和专注力，陶冶情操，促进学生身心健康，学校积极引入本土的民间剪纸艺术，让小学生领略千年剪纸这一民间瑰宝，感受民族文化的风采，在传承千年剪纸艺术的同时也极大地促进了学生的身心健康。学校成立"中国·绵阳剪纸艺术交流中心"，承担了全国艺术教育实验课题"学校传承和发展剪纸艺术的实践研究"的研究；组织美术教师编写了剪纸校本教材《趣味剪纸》。全校一至六年级均开设剪纸特色课程，经常开展班级、全校的剪纸比赛。

社区是孩子们生活和成长的场所，学校为推动社区对学生心理健康的积极作用，积极开展校社联动，用剪纸艺术在学校和社区之间搭建了一座沟通的桥梁。学校与老西街社区开展联合办学，让孩子们教社区居民和家长剪纸，让剪纸艺术走进社区、走进家庭、走进群众，既弘扬了传统文化，也极大地丰富了学生的课余生活，锻炼了孩子们融入社会的能力，也让孩子们更加自信，促进了学生的身心健康。为扩大对社区居民的影响，学校通过大手拉小手活动，布置假期实践作业，让孩子们带动家长剪纸，开展"践行美德，携手文明，崇尚健康"的宣传活动，制作剪纸公益广告和健康核心信息，动员家庭成员丢掉陋习，剪出文明，崇尚健康，提高市民素质。为进一步发挥剪纸艺术传递健康的作用，三台县七一小学定期举办健康主题剪纸活动，并将优秀作品在学校健康专栏中展出，极大地增进了孩子们学习健康知识的积极性。三台县七一小学还与老西街社区合作，在两个单位之间打造了剪纸艺术"健康一条街"，将健康知识传递给更多的社区居民。

三、成效

学校以国家慢性病综合防控示范区建设工作为抓手，获得了有关部门的大力支持，在"健康学校"的建设上取得了一定成绩，尤其是心理健康促进工作，彰显了特色教育魅力，也助推了学校优质发展。学校先后荣获"全国示范家长学校""四川省示范家长学校""四川省教师职业技能示范学校""四川省教育厅人文社会科学重点基地立项课题实验学校""国家 863 项目震后心理危机干预技术学校""心理健康科研课题研究学校""绵阳市示范小学""绵阳市艺术特色学校""绵阳市校本研修示范学校""绵阳市甲级校风示范学校"等称号以及"灾后心理救助"科研成果县政府科技进步二等奖等多项荣誉。中宣部、县团委、妇联等多次组织人员前来调研和学习，多家媒体先后报道学校心理健康促进工作成果。学校出版了《我与孩子共成长》《把握成功关键点》《中小学心理健康教育实务》《灾后心理救助》等关于心理健康教育和家庭教育的校本教材，对学生心理健康起到了极大的促进作用。学校以剪纸艺术为依托，创办了剪纸艺术沙龙，经常组织师生开展剪纸比赛，艺术组的老师还尝试将剪纸艺术与音乐舞蹈相结合，编排在艺术表演节目中。师生集体创作的融舞蹈与现场剪纸为一体的综艺节目《剪春》，还荣登四川电视台少儿频道"春节文艺晚会"的舞台，震撼全场，极大地激发了师生的创作热情。此类节目先后多次参加市、县文艺演出，成为三台县七一小学的经典之作，真正做到了提趣、健心、健脑，对学生的心理成长起到了积极作用。

　　心理健康是健康四大基石之一，儿童青少年时期是心智形成的重要时期，也是最容易产生心理问题的关键人生阶段。三台县七一小学以国家慢性病综合防控示范区建设为契机，整合资源，融合校园特色文化，大力开展儿童青少年心理健康促进工作，并将学校、社区和家庭联动，兼顾了三大心理健康阵地，值得推广。

黄丽，主管医师，三台县疾病预防控制中心

供稿：三台县疾病预防控制中心

坚持以国际赛事为引领　推动全民健身与
全民健康融合发展

一、背景

随着现代社会的高速发展，物质生活的不断丰富，人们的生活习惯与方式发生了根本性变化，久坐、精神紧张等已成为生活常态，肥胖、高血脂、高血压、痛风等慢性病死亡占疾病死亡的 85％，人们对慢性病的防治日渐重视。根据 2014 年《为动而生：关于促进身体活动的行动框架》，中国整体体能活动水平下降 45％，已成为全球体质健康水平下降速度较快的国家。2016 年，国务院印发《"健康中国 2030"规划纲要》，将健康中国上升为国家战略；同期，习近平总书记指出，要把人民健康放在优先发展的战略地位，树立"大健康"理念，推动全民健身和全民健康深度融合。

在全国上下高度重视全民健康的大背景下，为进一步提高全区人民的身体素质和健康水平，青白江区深入贯彻习近平总书记系列重要讲话精神，围绕"陆海联运枢纽　国际化青白江"发展定位，坚持以国际赛事为引领，通过夯实全民健身硬件基础、丰富全民健身服务供给、推动体育融入健康产业等一系列举措，极大地促进了全民健身和全民健康融合发展，以务实行动，高品质打造"健康青白江"。

二、主要做法

（一）打造国际一流标杆赛事

搭建与"一带一路"沿线国家与地区友好交流的桥梁，精心打造亚洲山地自行车锦标赛、国际体操联合会跑酷世界杯、亚洲羽毛球精英巡回赛、室内五人制足球国际锦标赛、成都国际乒乓球公开赛等高端国际赛事。以国际赛事引领全民健身，多角度促进体育赛事与全民健身融合发展，将国际品牌赛事与业余比赛相结合，创办百村自行车、区乒乓球邀请赛、区职工羽毛球比赛等全民健身品牌，使民间高手获得国际标准的参赛体验。

各项赛事见附图 16。

（二）夯实全民健身硬件基础

以市民需求为导向，不断完善区、镇（街道）、村（社区）三级健身设施网络，积极构建"15 分钟健身圈"，建成首个综合性乙级场馆——青白江区文体中心，引导社会组织、企业、学校修建足球场地 39 片，新建镇（街道）体育场馆 14 处、村（社区）级健身设施 300 余套，累计建成绿道 185 公里，进一步完善全民健身与全民健康深度融合的设施保障体系。

健身设施见附图 17。

（三）丰富全民健身服务供给

坚持办好四年一届的区运会，每年举办青白江区全民健身运动会，大力开展广场舞、健身跑、登山、球类等群众喜闻乐见的体育项目。推动体教融合，重点培育跆拳道、武术、篮球、曲棍球等项目，实施"青少年足球菁英人才培养计划"，保证在校学生每天体育健身活动不少于 1 小时，掌握体育运动项目技能不少于 1 项。引导妇女、老年人参与健身走、太极拳等体育活动，开展适合残疾人参与的游泳、篮球、跆拳道等项目。

健身活动见附图 18。

（四）提升体育健身指导品质

依托青白江区国民体质监测中心，对幼儿、青少年、成年人、老年人实施监测，年均监测 3500 余人次，开具运动处方近 3000 人次。指导各学校每年对学生实施国家学生体质健康标准测试，总体合格达标率达 97.68%，优秀达标率达 42.15%。鼓励或引导游泳、篮球、足球、武术等相关体育社会组织，自主参与兴办体育赛事，免费或低收费向市民提供健身指导服务，每年向社会输送三级社会指导员不少于 200 人。

健身指导见附图 19。

（五）推动体育融入健康产业

充分发挥青白江区文体中心的资源优势，坚持"以赛谋城、以赛兴城"的思路，大力发展竞赛表演业，重点培育健身休闲业，完善周边健身服务、体育培训、体育销售等配套产业，发挥体育在推动经济发展、提高人民健康水平等方面的多元化作用。抢抓龙泉山城市森林公园建设机遇，成功引进云溪漫谷、乐客森（成都）户外运动乐园、天骁马术俱乐部等产业项目，探索发展绿道骑行、马术体验、户外登山、运动康复等特色业态，促进体育与文化、旅游、养生、健康等产业融合发展。

产业融合见附图20。

三、成效

近年来，青白江区坚持以国际赛事为引领，有效助推全民健身与全民健康深度融合，基本实现"四化"，为争创全国全民运动健身模范区、国家慢性病综合防控示范区奠定了坚实的基础。

（一）体育运动逐渐全民化

城乡居民健身素养和意识普遍提高，每周参加1次及以上体育锻炼的人数比例近78%，经常参加体育锻炼的人数比例达到55%。

（二）体育设施日渐便利化

青白江区文体中心服务功能不断提升，村（社区）级全民健身设施实现全覆盖，主城区乡镇（街道）居民运动场、综合健身馆均不少于1处，青白江区人均体育场地面积达到2.09平方米，有效破解了市民健身场地不足等难题。

（三）体育锻炼逐步科学化

体医结合等类型的社会体育指导员队伍达到1000余人，每个乡镇（街道）有1名文体专干员。健身房、体育俱乐部等市场主体利用抖音、快手等新媒体在线免费提供健身服务。健身场景日渐多元化。

（四）国民体质日益健康化

城乡居民体质明显改善，国民体质测定总体合格率达95.9%。重大慢性病过早死亡率较2016年下降10%。全民健身在健康促进中的作用更加突出，成为健康干预的重要手段。

四、经验

在推动全民健身和全民健康融合发展的实践中，从体育促健康的角度，我们积累了一些经验，主要包括以下方面。

（一）突破体制障碍，加强组织融合

全民健身和全民健康的融合发展，需区级各部门团结协作才能实现。卫健、体育、教育等部门应加强合作，建立行之有效的领导体制和工作机制，打破全民健康管理上条块分割、各自为政的局面。

（二）坚持社会动员，凝聚各方力量

推动全民健身和全民健康融合发展，必须坚持政府、社会、市场"三轮驱动"，发挥工会、共青团、妇联等群团组织及其他社会组织的作用，形成全社会广泛参与的格局。

（三）以需求为导向，激发内生动力

借助全民健身日、各类重大节庆活动，宣传"大健康""体医结合"的基础知识，增强人民群众对全民健身和全民健康的普遍认知。以市民需求为导向，从"政府抓"向"社会办"延伸扩展，不断丰富公共体育服务供给，充分激活和释放市民主动参与健身的内生动力。

（四）整合各方资源，强化资金支持

在体彩公益金足额用于全民健身事业的基础上，发挥市场资源配置的积极作用，探索设立体育产业类投资基金，引导社会资金投入全民健身和全民健康融合项目，实现资金多渠道、多样化投入。

2011—2020 年国际赛事汇总表见表1。

表1 2011—2020 年国际赛事汇总表

序号	年份	比赛时间	举办地点	赛事名称
1	2011	9 月 24 日	田园广场	无极限 2011 年世界行走日活动
2	2013	5 月 11 日	四川省山地自行车训练基地	亚洲山地自行车锦标赛
3	2017	5 月 27 日	青白江区文体中心	中美篮球对抗赛
4		6 月 7 日		中欧篮球挑战赛
5		8 月 19 日至 20 日		首届 "一带一路" 成都国际乒乓球公开赛
6		11 月 10 日至 11 日		首届亚洲羽毛球精英巡回赛
7	2018	5 月 5 日		"一带一路" 国际篮球对抗赛
8		6 月 5 日至 8 日		2018 "一带一路" 乒乓球暨体育经济与国际区域合作论坛
9		11 月 17 日至 18 日		2018 年亚洲羽毛球精英巡回赛
10	2019	4 月 6 日至 7 日		2019 国际体联跑酷世界杯
11		5 月 24 日至 26 日		2019 年 "一带一路" 成都国际乒乓球公开赛
12		9 月 7 日至 10 日		"一带一路杯" 室内五人制足球国际锦标赛
13		11 月 30 日至 12 月 1 日		2019 年亚洲羽毛球精英巡回赛

张兰，成都市青白江区文化体育和旅游局

供稿：成都市青白江区文化体育和旅游局

健康支持性环境建设

　　改变我们的生活、工作、生产、消费和治理方式，创造有利于健康的安全、公平和促进性环境，可持续地改善我们的生命质量。开发适宜工具，建设支持性环境，通过改善环境来促进人们科学健身是目前慢性病防控策略之一。我国于 2007 年 9 月至今广泛开展的全民健康生活方式行动和 2011 年以来得到各级政府广泛重视的慢性病综合防控示范区建设工作均在支持性环境建设方面有不同程度的关注和推进。

　　大力开展公共健身资源建设，如构建安全舒适的健身步道、健身广场、健康一条街、健康主题公园，打造健康工作生活环境，如健康社区、健康单位、健康餐厅/酒店，鼓励大家多以步行、骑自行车等环保又健康的方式出行，鼓励社区或工作单位组建运动团体，鼓励个人于日常生活中落实健康行为等，以营造健康生活的社会氛围，积极控制慢性病危险因素。

构建"三民"服务体系 着力推进健康型社区建设

一、背景

望江路街道共和路社区成立于 2002 年 1 月，辖区面积 0.27 平方公里，共有 11 个居民院落、7 个综合性商务写字楼宇、571 家企事业单位，辖区内有成都招飞中心、成都市第十二中学两家驻区单位。常住人口 10478 人，老龄人口约 850 人，文体队伍 8 支，共有 6 个室外活动文化健身场地，是典型的中心城区综合性老社区。

作为成都市首批建成的健康社区，共和路社区自 2016 年来，按照全面推动全国健康社区建设的要求、"成都市社区发展治理五大行动"和成都市"中优"战略规划，坚持党建引领，纵深夯实健康社区创建基础；坚持需求导向，着力推进健康社区共建共享；坚持文化浸润，不断巩固、深化健康社区创建成效。

望江路街道共和路社区见附图 21。

二、主要做法

（一）统筹全局，层层递进，健全机制

自 2016 年起，共和路社区健康社区创建工作在望江路街道党工委、办事处的坚强领导下，紧紧围绕"倡导健康生活方式，提升居民生活质量"的总目标，积极推进"美丽院落细胞工程"建设，成立了以社区书记为组长的健康社区创建工作领导小组，将健康社区工作纳入年度工作计划和考核目标。先后制定了《共和路社区健康社区工作职责》《共和路社区健康社区网格化管理体系》等较为完善的工作制度，并有效地保障了健康社区创建工作的落地运行。

（二）惠民、安民、育民——构建"三民"服务体系

1. 整合资源，构建健康社区惠民服务体系

一是问需于民，开展针对性服务。通过开设"你的心愿对党说"、民情直通车、居民谈心屋等社情民意收集载体，分类梳理收集到的问题、意见、建议等，实行社区事项急办件、限时件、承诺件、补办件、建议件的"五件式"办理模式。再结合梳理出的"四张清单"，通过各党组织党员认领，开设延展性服务窗口，涵盖了"剪爱义动""针织卓见""健康卫视"等六大基础民生健康服务项目。二是搭建"家"文化载体，开设多元化服务。在社区烘托家庭文化氛围，设立生活家、民情家、阅读家、手艺家、微创家等11个功能室，为居民提供纠纷调解、手工制作、再就业和传统文化普及教育等26项便民服务，让居民走得进来、坐得下去、聊得开心，通过有温度的服务，让居民享受有质感的幸福。三是注重品牌提升，增加特色性服务。通过历时近两年的自主研发，集党员教育、社区治理、健康服务、群众参与为一体的社区智慧化服务平台——"共和e家"已全面运行，具有可学习、可互动、可反馈、可记录、可保存、可展示的功能，通过项目化的运行和便捷式的参与，让党员的学习教育更直观、社区治理更智能、邻里服务更便捷。通过食品药品健康可视化、制作流程公开化、日常监督常态化，更好地促进辖区健康氛围的营造。

社区功能室见附图22。

2. 助推发展，夯实健康社区安民服务机制

一是健全责任推进机制。按照"一个问题、一个直接责任人、一个网格长、一个倒排工作表、一揽子抓到底"的模式，逐项明确网格责任领导、网格直接责任人和网格长，明确具体职责分工和工作任务，严格按计划有序推进，定期通报进度，努力形成协调联动、齐抓共管的良好局面，确保排查出的重点、难点问题真正得到解决，切实兑现对群众的承诺。二是健全务实管用的运行保障机制。实施院落民情代表议事会制度，以院落为单位，民主选举的院落民情代表9人组成议事会，按照院落党小组审议、院落民情代表议事会决议，公开决议事项、公开实施结果的"两议两公开"规范议事流程，讨论决定院落集体利益、公益事业、安全管理等重大事项，使党组织的决策和服务更加符合群众意愿。三是健全常态长效的督查考评机制。由院落居民

直评、社会组织自评、社区党委总评所构成的考评机制，对每月友邻、艺美惠社会组织承接政府购买的外包服务进行综合评价，再由社区党委结合每月评价结果就突出问题督促社会组织限期整改，切实做好居民意见回复工作，确保监督体系不是空架子。

健康社区安民服务见附图23。

3. 健全队伍，织就健康社区育民服务网络

一是积极引入各类社会服务组织。按照"打造品牌、组团发展"的工作理念，引入公艺派、友邻、美源、艺美惠等十余家社会组织，共同打造心灵鸡汤、成长日记、康乐大家庭和印象共和系列活动服务品牌，开设"文里"创客园，提炼历史印记、健康、建筑、文化、环保等多元化元素，挖掘本地自然、人文景观，设计具有特色的"微旅游"线路。为辖区单位和居民群众提供关爱务工人员、帮扶独居老人、亲子教育、社区生态打造和产业发展等专业服务。针对人口老龄化的趋势，推出社区互助养老"银龄互助社"。二是培养发展社区自组织。2020年社区培育两家本土社会组织：成都市武侯区望江路街道共和路社区乐达乒乓球队，由国家级运动员担任教练，为辖区的小朋友开展授课活动达180人次；成都市武侯区望江路街道共和路社区群梦之子二胡乐队，由10余名退休居民组成，代表社区参加街道演出比赛两场。三是强化志愿者队伍建设。通过党建引领，结合居民实际需求，组建政策法规宣讲志愿服务队、城市治安协防志愿服务队、院落美化清洁志愿服务队、安全隐患排查志愿服务队、矛盾纠纷调解志愿服务队、文明新风倡导志愿服务队6支志愿服务队，以优秀党员为领头人，带动了一批党员、群众参与志愿活动，其中党员27人，群众24人，开展服务活动510多次，服务居民群众1920人次。如辖区志愿服务队结合街道党建微创投项目，开展"师兰书社"活动，让家境较好的青少年与困难家庭孩子结对共学，开展"书、画、棋"培训课程26次，有效弘扬传统文化，播撒社会主义核心价值观的种子，其中杨崇侠同志荣获2017年成都市"最美蓉城金秋志愿者"提名奖、武侯区"优秀共产党员"、望江路街道"优秀共产党员"等荣誉称号。

健康社区育民服务见附图24。

三、成效

共和路社区坚持以促进资源整合、助推长效发展和健全服务队伍为出发点，建立"四位一体"的服务架构。推行"社区党委—网格党支部—院落党

小组—党员楼栋长"的社区四级服务架构，形成横向到边、纵向到底、职能到位、责任到人的社区扁平化健康管理服务网络。积极营造健康、优美、和谐的社区氛围，深入践行大健康理念，通过全面提升社区宜居品质，力求服务惠民、机制安民、活动育民，形成具有城市社区"三民"服务体系的健康社区。

四、建设过程中的体会

（一）基础设施亟待加强

共和路社区属于成都市典型的老城区，社区服务用房建设严重受限，虽然近年来通过政府出资购买、国资房屋整合、商铺租赁及驻区单位支持等方式解决了社区日间照料中心、部分社区文体活动室建设问题，但是与群众对美好生活的追求相比，落差与缺口较大。

（二）亟待建立和完善效果评价体系

随着社区健康教育、健康文化、体育等活动的深入开展，亟待建立市、区、街三级科学、及时、客观的效果评价体系，以便有针对性地持续改进，提升健康社区建设工作水平。

（三）健康管理对象覆盖面不够

现有大多数城市社区健康教育及管理对象重点都是"一老一小"两头，而中、青少年成为相对干预不够的群体，加之社区居民自身文化层次差别大，经济条件及理解能力不同，渴望获得健康管理与服务的要求参差不齐，导致管理与服务的覆盖面和精准度均不足。

林晓俊，成都市武侯区望江街道共和路社区

供稿：成都市武侯区疾病预防控制中心

全民夜跑动起来　乐享健康新生活
——"健康郫都荧光夜跑"系列活动

一、背景

中、青年人群是社会的中流砥柱，但由于事业和家庭等原因，往往容易缺乏锻炼、活动不足，从而存在潜在的健康风险。国家体育总局发布的最新全民健康活动状况调查结果显示，我国 20～39 岁年龄人群中经常参加体育锻炼的比例仅为 12.4%，显著低于老年人。2019 年，四川省 18 岁以上人群超重率为 34.58%，肥胖率为 13.83%，高血压患病率为 27.18%，糖尿病患病率为 12.94%，慢性病死亡占全死因的 87.93%。中、青年慢性病发病不断增加，慢性病防控形势严峻。

郫都区积极探索全民健身活动新方式，组织开展了"健康郫都荧光夜跑"系列活动，力争动员和引导市民，特别是中、青年群体积极参与体育锻炼，提高身体素质和生活质量，推进全民健身和全民健康深度融合。

二、主要做法

（一）高标准建设绿道，打造绿色生活健康环境

近年来，为提升城市生活品质，推动城市软实力的提升，郫都区加大投入，打造健康支持性环境。一是着力构建开放式、多功能的绿道体系，规划建设 512.6 公里三级绿道，目前已建成 351 公里（区域级绿道 108 公里，城区级绿道 151 公里，社区级绿道 92 公里）。二是修建了多座横跨城区内主干道的人行天桥，串起了区域内的散在短途绿道，在增加绿道的可及性和安全性的基础上方便了居民的日常出行。郫都区的绿道体系因突出古蜀遗韵、亲水望山、创新创造的地区特质，已悄然成为成都市的新名片，成为市民日常户外运动、亲近自然、休闲娱乐的新载体。

绿色生活健康环境见附图 25。

（二）多渠道宣传召集，展现健康人群良好风貌

为发动更多的市民参与夜跑活动，郫都区多途径拓宽活动宣传覆盖面，扩大活动影响。一是通过多层次、广覆盖宣传，积极倡导"每个人是自己健康的第一责任人"的健康理念，着力展示郫都区人民健康向上、积极有为的精神风貌。二是充分利用新媒体对夜跑活动进行推广：提前通过社区微信群、微信公众号、咕咚 APP 发布夜跑活动方案、招募跑友信息；利用打卡积赞的方式在微信朋友圈、抖音短视频平台加速活动内容的传播；对活动开展情况进行线上、线下多重报道，扩大活动的影响力。

（三）全方位彰显特色，营造浓厚的健康社会氛围

为了让健康夜跑活动得到社会各界的广泛支持，郫都区将夜跑活动与地方文化有机结合。一是将健康夜跑活动固定在每周三晚上，同时确定每月最后一次周跑为主题月跑，巧妙结合"520""七夕节""书院文化"等节日和地方特色，开展多种主题的夜跑，增加夜跑的趣味性，吸引市民持续"打卡"。二是引入赛事公司运作夜跑活动，吸引跑道沿途商家及体育器材企业赞助活动，将活动引入良性运行轨道。三是打造最美夜跑线路，精选能串联起美丽乡村、公园社区的绿道线路，让参赛选手一路奔跑、一路遇见，在夜跑的同时领略绿道的四季美景，感受美丽乡村的诗意画卷。

（四）严格要求基础保障，提供优质安全的健康服务

郫都区通过街道与多部门协同联动实施多项保障措施，为市民安全参加夜跑活动护航。一是夜跑倡导以参与、锻炼为目的，不以竞争排名分胜负，鼓励全民参与。二是活动现场聘请专业健身教练带领跑友做跑前热身活动，避免运动损伤。三是做好疫情防控及现场急救准备工作，规定单次活动人数上限，做到"测体温、亮健康码"，备齐急救药品及器材。四是通过交通部门协调最优线路，减少人车交汇，同时累计征集 288 名志愿者维护现场秩序，并为跑者提供水、能量补充食品等优质服务。五是精心策划组织。夜跑在各个社区/村进行站点传递并授旗，并在各站点中评选"最佳创意奖、最佳组织奖、最佳人气奖"等奖项，一站一站地"引爆"，通过站点传递增强社区认同感和归属感，让更多的人感受到健康荧光夜跑的魅力，努力将全民健身理念传播到全区的每个角落。

健康荧光夜跑一见附图 26。

三、成效

结合全面推进"健康郫都"建设工作，夜跑活动始终坚持"政府主导、部门协作、动员社会、全民参与"的工作机制，凝聚全社会力量，鼓励广大群众从我做起，从跑步做起，努力塑造自主自律的健康行为，做自己健康的第一责任人。该活动取得了良好的成效。

（一）群众参与积极性高

荧光夜跑系列活动，由于参与门槛低、经济投入少、时间可控等，居民参与度高，多个跑友微信群已爆满。活动开展以来，已组织夜跑 14 次，1 万余人次参与，夜跑队伍从首次 600 人参加增加到近千人参加。参与人群中，年龄最大者 62 岁，年龄最小者 8 岁；既有本土居民积极参与，也有外国友人参加。

健康荧光夜跑二见附图 27。

（二）在夜跑中享"瘦"效果明显

据不完全统计，部分长期坚持参加夜跑活动的跑友减重已初见成效，个别有慢性病前期症状的跑友通过坚持参加夜跑等活动，身体已恢复至正常水平。跑友不仅自己养成了经常锻炼的好习惯，还发动更多身边的居民朋友参与进来，越来越多的居民参与到夜跑的行列，为跑友传递科学、健康、持续运动的知识。

健康荧光夜跑三见附图 28。

爱成都·迎大运。郫都市民用夜跑感知公园城市气息，用夜跑诠释健康生活方式，将"我运动、我健康、我快乐"的健康生活方式和全民健身理念逐步融入日常生活的各方面，共同营造人人参与、人人共享的"健康郫都"发展新局面。

江秀，郫都区疾病预防控制中心

供稿：成都市郫都区疾病预防控制中心

美丽院落　共建共治

——彭州市升平镇"美丽院落细胞工程"建设实践案例

一、背景

彭州市升平镇位于彭州市区东北部，川西平原腹心地带，面积 32.13 平方公里，人口 3.2 万，镇内资源丰富，居民居住模式多为林盘院落，传统林盘继承和延续情况较好。但镇内林盘院落普遍存在周边卫生环境差、生活秩序乱，以及院内生活氛围淡、设施不全等客观问题，也存在林盘居民参与改善治理的热情不高、自治意识薄弱等瓶颈问题，多数林盘墙面破损，木桩开裂，屋瓦破漏，景象破败。林盘院落是居民基本居住模式和最重要的生活载体。如何激发林盘院落这个最小的居民自治单元的活力和激情，成为升平镇在推动农村人居环境整治过程中的一道难题。

2016 年，随着成都市健康城市建设工作的大面铺开，彭州市展开"小细胞、大健康"的"美丽院落细胞工程"建设工作，有效推进了成都市健康城市建设，逐步建立起城乡居民健康促进长效机制。在"美丽院落细胞工程"建设期间，各地结合自身的行业特色，在健康促进、部门内资源统筹、社会动员、健康产业、健康教育管理和服务等方面取得了创新成效，其中升平镇建设成绩斐然。

二、主要做法

升平镇基于川西乡村聚居形态和现阶段乡村发展治理规律，坚持"重在基层末梢、重在机制创新"，以林盘院落为健康城市基本单元，多措并举，创新实施"美丽院落细胞工程"，近年来，整治完成院落（林盘）26 个，惠及村（居）民 860 余户、2500 余人，成功构建了"祥和有序、整洁美观、生态宜居、邻里守望"的现代新型亲情乡村。

（一）把握历史机遇，搭乘时代快车

2017 年国家提出乡村振兴战略，中央一号文件首次提出"田园综合体"概念，同年成都推动实施"十大重点工程"，川西林盘保护修复工程位列其中。"十大重点工程"明确提出到 2022 年，全面完成 1000 个川西林盘整治任务，努力使川西林盘成为成都旅游的靓丽名片和田园景观的璀璨明珠。2018 年成都建立和完善规划建设标准体系、制定支持政策，启动 100 个川西林盘保护修复工程，计划打造 20 个精品林盘。在历史契机面前，彭州市委、市政府高瞻远瞩，以"不等不靠，舍我其谁"的担当精神，主动谋定路线、确定蓝图、制定措施、笃定推进，成功搭乘上时代发展快车。升平镇已实施 26 个川西林盘整治任务，计划每年整治 10~14 个林盘。

（二）坚持以民为本，激发群众活力

坚持以人民为中心的发展思想，准确把握"城市的核心是人，社会治理的根本也在人"的价值取向，按照"先自治、后整治"的思路，采取"成熟一片、打造一片、引领一片"的方式，明确每年各村（社）区高标准打造 1 至 2 个院落的任务目标，村支部、村委成员、村民组长、网格员迅速组成宣传矩阵，大力开展意见收集、政策宣讲、村民议事等活动，最终取得居民同意率 95％以上的傲人成绩，村民共建共治热情得到空前激发。

（三）着力创新赋能，催生共治模式

坚持创新就是生产力这一理念，准确把握"处理好行政推动与共建共享的关系"的内涵，坚持"多方参与、开放共治"，采用"政府出一点、村民出一点、社区保障资金出一点"模式，整合多方资源，发动群众投工投劳，形成治理合力。在共治过程中，注重自治、法治、德治相结合，建立院规民约，发挥党员先锋模范作用。每个院落推选 1 名乡贤或能人作为"院落长（楼栋长）"，使其当好民情员、调解员、宣传员，推动形成"人人为我、我为人人"的良好氛围。

（四）优化制度体系，推动全面发展

坚持统筹兼顾，促进全面协调发展，准确把握"强化以项目为中心组织推动工作"的理念，坚持系统化谋划、项目化推进、制度化保障，统筹考虑院落治理的经济效益、社会效益、文化效益、生态效益等，和而不同地结合院落特色制订"美丽院落"建设总体方案，明确建设目标、重点项目和实施进度，推动实现村净、路畅、水活、景美。同时，制定涵盖党建引领、平安建设、健康环境、文化育人、院落自治五大领域 21 项重点工作的评价体系。

（五）紧抓实效标尺，秉持客观考评

坚持"效果好不好群众说了算"的价值衡量标准，准确把握"从群众的角度、服务效果的角度来考核"的工作要求，每年由升平镇党委、政府组织业务干部、各村（社区）"两委"主要负责人和群众代表 30 余人组成评比小组，于年中、年底分两次对各村（社区）"美丽院落细胞工程"工作开展情况进行实地测评，并将结果纳入各村（社区）目标考核。实施差异化考核奖惩，坚决杜绝"干好干坏一个样"，对评比结果前两名给予最高奖励，最后两名零奖励且取消评先评优资格，激发村（社区）干部、院落村（居）民参与院落治理的主动性与积极性，形成相互借鉴、竞相比拼的良好局面。

三、成效

（一）参与共治激情得到激发

用实实在在的民主尊重和群众意愿落实工作，以看得见、摸得着的推动措施，赢得群众真心实意的拥护和支持，人居环境整治和"美丽院落细胞工程"成功实现从"政府包办"向"自己做主"的华丽转身，村民共建共治意识大幅提升。在建设过程中，全部党员"亮身份、亮承诺、亮家风"，乡贤能人主动献计献策、筹集资金，全体村民主动投工投劳参与整田、护林、理水、改院。

（二）院落治理资金得到保障

在院落治理资金保障上，升平镇党委、政府结合具体情况，每年以奖代补投入一部分（2018 年为 120 万元），社区保障资金投入一部分（2018 年为 150 余万元），群众自筹一部分（2018 年为 130 余万元）的方式稳定下来，确保了治理资金保障的连续性和持久性（2018 年平均对每个院落投入约 30 万元，群众投工投劳约 6000 余人次）。同时建立年均不低于 30% 的奖励资金增长机制，保障院落治理不断提标增效。2018 年，升平镇党委、政府对前两名的田家巷子、郑家院子所在的广圣村、龙福村分别给予 18 万元奖励。

（三）硬件软件提升有机结合

将"党员·家"建设、平安社区创建、矛盾纠纷多元化解、环境卫生门前三包、院落特色文化挖掘、村（居）民投工投劳、社区氛围营造等"软环境"打造，与院、房、墙、路、桥、水、林、田、厕等"硬环境"建设有机结合，与农村人居环境整治工程、健康城市建设、平安社区攻坚行动、川西林盘改造工程等统筹推动，通过工作项目化、项目目标化、目标节点化、节点责任化，把各项工作落到实处。

（四）文化名片衍生效应得到显现

美丽院落细胞工程直接带动建成升平田园运动中心，打造泉水公园 3 个、微绿地和小游园 30 余个，自发形成民宿、茶舍及农家乐 20 余家，如高墙院子、王家院子等结合稻田鱼虾鸭养殖打造垂钓基地、美食院落，谢家院子、孟家湾等结合泉眼群集优势建成亲水游园等。目前，文创、摄影、音乐、研学等业态已现雏形，富民产业加快形成，治理成效切实转化为增收实效。2018年，全镇接待游客约 40 万人次，实现旅游综合收入约 2600 万元。

四、启发

（一）科学发展与有效治理良性互动

按照"抓治理也是抓产业"的思路，将院落治理"整田、理水、护林、改院"和"兴业"相结合，通过"院落治理＋特色产业"，最大限度地开发院落综合整治的经济价值。

（二）亮点特色与市场经济交相辉映

依托人居环境明显改善的优势，"美丽院落细胞工程"项目建设在保持深厚文化底蕴的同时，按照乡村民宿标准建设落实，建成符合市场需求的"精品院落"，大力引入市场主体，因地制宜地打造泉眼泉凼、文化景观、游憩步道和休闲运动场等。

李仕春，彭州市升平镇人民政府群众工作办公室

供稿：彭州市升平镇人民政府、彭州市疾病预防控制中心

健康教育及健康促进

　　健康生活方式是减少疾病发生的基础。2019 年国务院发布《健康中国行动（2019—2030 年）》，明确要求实施 15 项专项行动，其中"健康知识普及行动"位列第一位，明确提出了普及健康知识，提高全民健康素养水平是提高全民健康水平最根本、最经济、最有效的措施之一。

　　普及健康知识，把提升健康素养作为增进全民健康的前提，根据不同人群特点有针对性地加强健康教育，让健康知识、行为和技能成为全民普遍具备的素质和能力，实现健康素养人人有。加强健康教育、宣传引导，提升全民健康素质，倡导大众践行健康生活方式，强调每个人是自己健康的第一责任人，学健康知识、树健康理念、习健康行为。

发挥博物馆科普功能　促进全民口腔健康

一、背景

口腔健康是全身健康的重要组成部分。2017 年，第四次全国口腔健康流行病学调查结果显示：我国居民口腔健康素养水平逐渐提高，但口腔健康状况仍不容乐观，儿童的龋齿患病率和中老年人的牙周组织疾病患病率较 10 年前明显上升。从本次调查结果看，目前已建立良好口腔卫生习惯的人群比例并不乐观，绝大多数孩子和中老年人均做不到每天早晚各刷一次牙。因此，帮助公众树立口腔健康意识，培养公众科学、健康的口腔卫生习惯任重道远。

2018 年，第十次中国公民科学素质调查结果显示，我国公民的科学素质水平快速提升，2018 年我国公民具备科学素质的比例达到 8.47%，比 2015 年的 6.20% 提高 2.27 个百分点。但要清晰地看到，我国公众科学素质总体水平不高仍然是我国创新发展的"短板"，同时还面临发展不平衡、不充分的挑战。我国优质科普资源的供给不足，传播方式有待改善，传播能力有待提升，科学精神的引领作用有待加强。随着信息传播渠道多元化，如何突破传统科普方式和理念成为人们关注的话题。

高度重视科学普及，是习近平总书记关于科学技术的一系列重要论述中一以贯之的思想理念。"科技创新、科学普及是实现创新发展的两翼，要把科学普及放在与科技创新同等重要的位置。没有全民科学素质普遍提高，就难以建立起宏大的高素质创新大军，难以实现科技成果快速转化。"习近平总书记在"科技三会"上的这一重要讲话，对于在新的历史起点上推动我国科学普及事业的发展，意义十分重大。2019 年年初，国家卫生健康委员会发布了《健康口腔行动方案（2019—2025 年）》，这是落实《"健康中国 2030"规划纲要》和《中国防治慢性病中长期规划（2017—2025 年）》的目标要求、切实维护群众口腔健康的重要举措，对推进健康中国建设具有重要意义。

二、主要做法

作为中国现代口腔医学发源地和摇篮，四川大学华西口腔医院一直致力于增强群众口腔保健意识，提升群众口腔健康水平，助力群众全身健康，为"健康中国"建设做出积极贡献。

四川大学华西口腔健康教育博物馆是国内首家口腔健康教育类博物馆。这是一座创新型、科技性、互动式、示范性口腔科普博物馆，是国际一流口腔专题博物馆、国内领先口腔健康科普教育基地，为科普主题类博物馆建立新标准，为城市打造了一个旅游文化新亮点，为市民提供了文化休闲新方式。博物馆的建设得到四川省政府和成都市政府的大力支持，其多次针对博物馆规划建设提出指导建议。博物馆建成后占地面积900余平方米，建筑风格中西合璧，大气磅礴。博物馆共分4层，馆内设计新颖，布局别致，光电一体，绚丽多彩，科技性和趣味性完美融合。博物馆于2015年开馆，先后获批成都市科普基地、四川省科普基地。

四川大学华西口腔健康教育博物馆扎实开展科普工作，建立了口腔健康科普工作长效机制，构筑了"123456＋X"科普工作格局。即1个科普平台：四川大学华西口腔健康教育博物馆；2种科普理念：人文科普、快乐科普；3支科普队伍：中英文科普讲解队、微笑青年志愿者、华西口腔专家团；4种科普形态：常态化、长效化、主题化、精准化；5大科普趋势：公益性、创新性、科技性、互动式、权威性；6类科普主题活动：科普主题活动日、科普四进（进社区、进学校、进敬老院、进农村）、科普剧大赛、科普讲解大赛、科普作品大赛、科普讲座；X：始终在口腔健康科普工作中保持创新意识、实践思维。

（一）走进博物馆，普及口腔健康知识

四川大学华西口腔健康教育博物馆通过文字、图片、模型、多媒体视频等多种方式为参观者介绍口腔相关疾病及保健方法。在定期举办的参观活动中，针对不同年龄和身份参观者开展有针对性的讲解，针对不同人群的口腔特点印制了不同的宣传手册，内容涵盖该年龄层次口腔多发病和常见病、口腔保护方法、疾病治疗等。馆内针对博物馆不同区域的特点开展互动活动，利用馆内各种模型现场演示口腔保健方法，利用多媒体滚动播放口腔宣传片，科普口腔健康知识，传递健康理念。

四川大学华西口腔健康教育博物馆依托四川大学华西口腔医院医疗资源优势定期开展口腔健康义诊活动，定期为市民提供免费口腔检查服务，针对个体口腔状况提出合理的保健和治疗方案。义诊活动吸引了大量市民进入博物馆参观，在进行诊治的同时普及口腔健康知识，增强了民众的口腔健康意识，培养了正确的口腔保健行为，提高了居民防治牙齿疾病的意识和能力。除定期开展活动外，博物馆还在重要时间节点，如"5·18博物馆日""6·1儿童节""7·1建党节""8·1建军节""9·20爱牙日""九九重阳节"，积极开展口腔健康宣教专题活动，并联系华西口腔专家免费为市民进行口腔义诊，定期邀请专家开设口腔健康专题讲座，让口腔健康科学思想、科学精神、科学知识渗透到参与的每个人。

同时，四川大学华西口腔健康教育博物馆还积极与成都市多所中小学联合开展"走进博物馆"口腔健康宣教活动，接待成都七中、龙江路小学、桐梓林小学、磨子桥小学、华西小学等50余所中小学共计5000余名中小学生参观。"走进博物馆"主题科普活动根据不同年龄学生的特点，设计不同的展览视频、陈列文字介绍、参观问答题等，使中小学生更深入地感受口腔文化，激发学生了解口腔健康知识的热情。

华西口腔健康教育见附图29。

（二）让博物馆"走出去"，辐射口腔健康教育

四川大学华西口腔健康教育博物馆积极"走出去"，开展"口腔健康宣教进社区、进学校、进敬老院、进农村"系列活动。

1. 走进学校，开展"微笑课堂"口腔健康教育

四川大学华西口腔健康教育博物馆组织科普志愿者走进四川大学附属实验小学、红砖西路小学、磨子桥小学、华西小学、锦里小学、西航港小学等20余所小学开展"微笑课堂"口腔健康教育。志愿者自主设计海报和宣传册，并利用儿歌、动画等形式，活泼生动地讲述牙刷牙膏的挑选、正确的刷牙方法、食物对牙齿的影响、窝沟封闭等口腔保健知识。活动寓教于乐，取得了良好效果。科普志愿者还深入甘孜州、阿坝州和凉山州，对贫困地区的小学生进行口腔科普宣教。不仅如此，我们还坚持每年对阿坝州特殊学校的聋哑和智力障碍小朋友进行宣教和义诊，坚持每年对位于海拔3800米的涉藏地区小学的学生进行宣教和义诊。

走进学校见附图30。

2. 深入社区，开展"微笑之风"口腔义诊活动

四川大学华西口腔健康教育博物馆组织义诊团队和志愿者深入进城务工人员集中的社区，如武金花社区、簇锦社区、西航港社区、川旅大厦、光明苑社区和贵久居福社区及颐养居养老中心、武侯寿而康老年颐养中心等，开展"微笑之风"社区义诊及科普宣教活动，取得了良好的社会效益。

深入社区见附图31。

3. 关爱唇腭裂儿童，开展"微笑来敲门"特色活动

针对唇腭裂儿童心理健康，四川大学华西口腔健康教育博物馆专门组织了"微笑来敲门"志愿服务特色活动，通过志愿者自行制作的小礼物以及专业的护理指导让患儿放松心情，减轻疼痛和对疾病的恐惧，同时向情绪焦虑的家长提供情绪疏导和情感支持，缓解他们的心理压力和负面情绪。

"微笑来敲门"见附图32。

4. 参加科技活动周活动，扩大科普覆盖面和影响力

四川大学华西口腔健康教育博物馆积极参加四川省科技厅、成都市科普教育基地联合会组织的各类科普展会以及学习、交流、比赛、会议等活动，参加成都市城乡社区科技公共服务集市活动、成都市科技活动周活动，详细制订活动方案，组织科普人员开展口腔义诊、口腔健康知识宣教、口腔科普剧、科普小讲堂等活动，获得广大市民的一致赞赏。

成都市科技活动周活动见附图33。

5. 参加科普讲解大赛，传播科学思想

为广泛普及科学知识，弘扬科学精神，传播科学思想，倡导科学方法，四川大学华西口腔健康教育博物馆积极组织参加科普讲解大赛，并取得不俗成绩。2018年，四川大学华西口腔健康教育博物馆2名科普讲解员分别获全国科普讲解大赛二等奖和三等奖，4名科普讲解员获四川省科普讲解大赛一等奖（全省共10名），1名科普讲解员获成都市科普讲解大赛一等奖，并获"最佳口才奖"，口腔医学院获四川省科普讲解大赛、成都市科普讲解大赛"优秀组织单位"。在中华口腔医学会主办的"大学生口腔科普创新竞赛"中，四川大学华西口腔健康教育博物馆共有38个科普作品参赛，获全国二等奖1个、三等奖1个、优秀奖2个，口腔医学院获"最佳参赛作品组织奖"。

科普讲解大赛见附图34。

6. 编写科普读物，在阅读中学习科普知识

四川大学华西口腔健康教育博物馆组织医务人员编写科普读物，其中《儿童口腔健康管理手册》《宝宝爱牙牙——孩子牙齿保健那些事儿》和《熊猫牙医》卡通读物受到大家的追捧。除了传统读物，博物馆借助"熊猫牙医"的形象，进行网络科普知识宣传，还利用诙谐幽默又接地气的方言，广泛宣传口腔健康知识，提高公众接受度。

科普读物见附图 35。

三、成效

四川大学华西口腔健康教育博物馆在促进口腔健康教育、科普口腔健康知识方面发挥了重要作用，取得了良好的社会效益。到博物馆参观的人数逐年增加，2015 年开馆后参观人数约 3000 人，2016 年参观人数达 7000 人，2017 年参观人数约 8000 人，2019 年突破一万人。博物馆共接待大、中、小学校 50 余所，深入学校 30 余所，走进 20 余个社区和敬老院，起到了良好的口腔健康教育宣传作用。

口腔流行病学调查结果显示，1995 年至 2015 年，四川省 5 岁儿童的患龋率自 66％上升至 71.9％。2016 年流行病学调查显示四川省 3~5 岁儿童的患龋率为 63.47％，较之前有显著降低，这与口腔健康教育的大力推广及人民的口腔保健意识增强有密切关系，四川大学华西口腔健康教育博物馆的口腔健康教育宣传也起到了重要作用。

四、启发

倡导普及公民科学知识，弘扬科学创新，推动全民科学素质持续提升，是时代所需、民族所需，是每个公民应尽的职责和义务。作为医学科普的主力军，广大医务工作者更要以提高全民科学素质为己任，把普及科学知识、弘扬科学精神、传播科学思想、倡导科学方法作为义不容辞的责任，在全社会推动形成讲科学、爱科学、学科学、用科学的良好氛围。

在互联网迅速发展的今天，博物馆作为公共文化和社会教育的场所，其社会教育功能显得越来越重要。同时，博物馆在弘扬科学精神、传播科学思想和科学方法、提高国民科学素质等方面具有越来越重要的地位和作用。博物馆的科普工作如何充分发挥其特有的宣传、教育作用，取得良好的社会效

益，已成为我们急需思考的问题。

（一）创新科普渠道和方式

当前，互联网已全面融入人们的生活，具有巨大的传播力、动员力和影响力。创新科普工作，必须改变过去内容陈旧、手段单一的状况，强化"互联网+科普"理念，创新"手段"，提高"黏度"，聚集"粉丝"，吸引"眼球"，努力把科学知识的传播、科学精神的引领渗透到动画、视频等互联网媒介中，拓展参观者参与、互动、体验的渠道，实现科普效果的最大化。

（二）适应公众需求精准科普

要依托互联网、大数据，把握儿童、青少年、老年人等不同人群的科普需求和接受方式，精准组织科普活动、推广科普产品，使口腔健康科普更具针对性，给人民群众更多获得感。

（三）加强科普人才队伍建设

培养和选拔一批高水平科普人才，壮大专兼职科普人才队伍，推动科普志愿者队伍建设，优化科普人才结构；建立完善科普人才激励机制，推动科普人才知识更新和能力培养，增强其适应现代科普发展的能力。

张金军，讲师，四川大学华西口腔医学院党委办公室

供稿：成都市武侯区疾病预防控制中心

健康创建党建引领　健康促进网格助力

一、背景

当前慢性病防控形势严峻。2015 年国务院新闻办发布的《中国居民营养与慢性病状况报告》显示，我国居民慢性病死亡率达到 533/10 万，占总死亡构成的 86.6%，造成的疾病负担占总疾病负担的 70% 以上。一方面，慢性病的高发病率、高致残率和高死亡率严重影响人民健康，大量消耗医疗资源，而且蚕食劳动生产力和社会经济发展的成果；另一方面，慢性病又具有防控发力的可行性，能够通过规范管理和科学防控进行干预控制。

基层医务人员开展上门卫生服务、慢性病随访等工作时普遍面临"门难进、事难做"的问题，有效覆盖率低成为慢性病防控的现实难题。

《中国防治慢性病中长期规划（2017—2025 年)》提出要建立健康管理长效工作机制，明确政府、医疗卫生机构和家庭、个人等各方在健康管理方面的责任，完善健康管理服务内容和服务流程。自贡市自流井区作为川南第二批国家级慢性病综合防控示范区，坚持以社区党建引领健康社区创建，把党建活力转化为建设动力，注重于细微处着手、从点滴事做起，整合社区党建、文化体育、文明建设、环境治理、法治宣传，将健康环境、健康教育、健康干预活动延伸到院坝、楼栋、家庭，实现了以精心精细的网格化组团服务管理推动健康社区创建。在示范区建设过程中充分发挥基层党组织的引领作用，以社区网格化管理为载体，从"知、信、行"层面不断提升群众健康素养，探索出一条具有自流井特色的慢性病综合防治之路。

二、主要做法

（一）党建引领，集聚创建合力

1. 融入党建"双提升"

坚持把促进健康作为建设服务型党组织的重要抓手，突出服务型党组织建设和健康社区创建有机结合，相互助推，将健康社区创建情况与社区党组织和班子成员年度考核挂钩，纳入"党员议事会"的议事范围，纳入社区党组织和班子成员年度述职、民主评议，将党员在健康社区创建中发挥先锋模范作用的情况纳入党员年度评议，促使党员在参与健康社区创建中得到磨炼和提升，在助推健康社区创建中，增强党组织的凝聚力和公信力，促进基层党建与健康发展的"双提升"。

2. 引领示范齐参与

坚持把护航健康作为带队伍、激活力的重要载体，突出党员在健康社区创建中的表率作用，发动党员护健康比奉献、讲健康作表率。各社区以党员为主体，组建健康服务志愿队伍，让党员带头参与健康促进、健康教育、健康劝导，带头倡导健康生活、健康文化，以党员的示范引领来带动社区广大居民积极参与，形成了党员带头行动、群众参与发动、地区单位融入互动的创建格局。

3. 搭建服务新平台

坚持把服务健康作为转作风、惠民生的重要途径，突出党组织和党员在收集群众健康需求、引导群众健康生活方面的主力军作用，立足服务健康、服务群众，将解决群众健康需求问题列为"三级书记抓民生"的重点。各社区设立"党员会客厅"，搭建党员与群众面对面交流的桥梁，开展民情访谈、民情夜谈，让党员走下去，把民需民愿收集上来，集中研究解决问题，将健康政策送下去，把落实情况收集上来，集中查漏补缺，以优化提升服务水平，助推健康社区建设。

（二）网格服务，夯实健康管理基石

1. 网格定位，延伸触角

各社区划分为"三级网格"，社区书记、主任担任一级网格长，社区"两委"成员及协理员担任二级网格长，从公益性岗位择取优秀人员担任三级网格长，建立"社区、片区（网格）、居民小组、楼栋健康志愿者中心"四级网络，结合各社区实际，制订网格化管理考核细则、健康社区创建工作计划，建立健康教育管理制度、健康教育工作制度、社区控烟工作制度等，确保健康社区创有力度、建有目标、教有效果。

2. 队伍定向，组团服务

整合慢性病防控专业队伍、家庭医生、健康生活方式指导员和健康服务志愿者四支队伍，建立与网格对应的专业管理和志愿服务结合的管理服务团队，提供多方位、个性化的健康管理服务、健康素养传播服务，探索健康自我管理、自我教育、自我服务新模式。发挥自贡市自流井区社会组织孵化园的作用，培育和引进公益组织和社会组织，提供健康服务和居家养老服务。目前，各乡镇社区已引进社会组织，由政府购买居家养老服务。

3. 建设定点，阵地覆盖

2013 年以来，政府统筹规划，定点建设各类社区教育活动阵地，整合学校、辖区单位活动场地，构筑起社区 15 分钟健康教育圈和全民健身圈；建设党群活动中心 68 个、文化活动中心 68 个、健康教育活动室 93 个、儿童之家 45 个、社区书屋 62 个、健身小广场 50 余处、社区日间照料中心 13 个、社区科普 e 站 10 个。各社区均建有社区党校、市民学校、家长学校，为社区居民搭建了健康知识获取的平台、养生经验交流的平台、防病技能增进的平台。

（三）创新载体，拓宽健康教育渠道

1. 构建立体化课堂，抓实健康教育

开设"居民课堂"，利用文化活动中心、社区党校、市民学校、家长学校等各类阵地，紧扣健康四大基石，开设"你点题、我解题"的菜单式健康知识讲座，邀请健康专家授课，健康家庭和党员志愿者传授健康心得，慢性病患者自我管理小组积极分子交流防治经验。开设"4:30 课堂"，针对学生肥胖、近视问题，开展合理膳食、爱眼、护眼、"刷牙小能手"系列活动，开展"拒吸第一支烟，做不吸烟新一代"签名活动，开办少儿暑期书法讲座。开设"流动课堂"，采取"流动讲学、院坝宣讲、送教上门"的方式，将健康教育课堂搬到院坝，将宣传手册送入家中，让健康知识进入千家万户。

2. 运用信息化媒介，促进健康互动

依托社区科普 e 站，利用数字化手段开展健康教育科普宣传活动，利用社区党群 QQ 群和微信群，开通微信公众号，发布健康知识，互动交流，拉近距离，让足不出户就能享受健康教育。

3. 采取多元化形式，倡导健康文化

依托社区党员志愿队伍、文体队伍，结合健康主题日和"三减三健"专项行动，开展宣传板报、知识竞赛、签名承诺、巡游宣传、书法漫画、健康主题文艺展演等活动，开展各类健身球培训，举办居民趣味运动会、社区哑铃操活动、养生操推广比赛，让老、中、少居民在娱乐身心的同时强健体魄。激励党员群众创作书法、漫画、小品、快板、诗歌等积极向上的健康文艺作品，以生动的形式倡导健康文化、引领健康生活。

三、成效

辖区居民主动参与慢性病管理的人数不断增多，慢性病防控意识不断提高，重点慢性病核心知识知晓率和居民健康素养水平持续上升。2017 年慢性病及其危险因素监测结果显示，全区居民重点慢性病核心知识知晓率为 61.07％，居民健康素养水平提升至 20.11％（目前仅更新到 2017 年数据）。

四、启发

依托党建工作，融入健康理念，借力党建，铺设健康网络。前期重点铺设网络，后期重点突出健康与党建融合。做到先铺设基础，后注重质量。以党建工作为基础，以健康工作引领党建。两者相互作用，使健康理念遍地开花。

熊端萍，自贡市自流井区疾病预防控制中心
李刚，自贡市自流井区疾病预防控制中心

供稿：自贡市自流井区疾病预防控制中心

慢性病管理与自我管理

随着慢性病成为居民主要死因，进行慢性病管理成为必然趋势，其中，规范健康管理是重点。慢性病管理需要基层医疗机构、大型医院、疾病预防控制中心等各级卫生部门的配合，强化规范诊疗，提高治疗效果，促进医防协同，建立健康管理长效工作机制。

慢性病病程长，患者长期或终身患病，所以慢性病患者的管理不能只靠医生，必须提高患者的自我管理能力，包括根据自身情况主动向医生学习慢性病自我管理的知识、技能，知道自己的血压、血糖、血脂、体质指数，调整饮食结构（低盐低脂）等。

因此，需要构建多级服务网络，强化基层卫生服务能力，及时为居民提供疾病预防控制等公共卫生服务、常见病及多发病的初级诊疗服务、慢性病管理和康复服务，以实现全流程健康管理。

汶川"5321"慢性病健康规范化管理模式

一、背景

　　按照《汶川县创建全民健康示范县全民健康体检制度》要求，自2012年开始，汶川县移动诊疗中心（设在汶川县人民医院）每两年一次对全县居民开展健康体检。"5·12"汶川大地震后，汶川县人民深刻领会到尊重生命、护佑健康的真谛。为摆脱灾难阴霾，推动汶川大发展，汶川县委、县政府做出"迈向全民创造健康的新汶川"的重大决定，把"大健康"理念融入治县理政全过程，举全县之力打造"发展健康经济、营造健康环境、培育健康文化、优化健康服务、主动健康管理"五大体系，诠释健康发展新内涵，积聚实现"县为民造福、民为县立业"的汶川价值的新动力。在汶川县灾后重建的良好基础上，加强基本公共卫生服务能力建设，率先在全国创建全民健康示范县，创建了全国慢性病防治示范区，致力于新的生活方式的变革，着力打造覆盖全县人民的医疗卫生体系，让全县人民享有优质可及、负担得起的基本医疗服务。管理体检中筛查出的慢性病患者，对其采取有效的干预措施，真正体现出健康体检在"健康汶川"工作中的重要作用。汶川县申报了"汶川全民健康基本医疗卫生服务科技惠民项目"。汶川县人民医院在整个过程中，通过不断探索和实践，逐渐形成了"5321"慢性病健康规范化管理模式，并在各级领导的正确带领和各级专家的帮助和指导下，持续改进、不断完善，实现了"筛查—诊断—治疗—管理"一体化的健康服务。

二、主要做法

　　"5321"慢性病健康规范化管理模式的解释如下。"5"即五病先行：将高血压、糖尿病、乙肝、肺结核、口腔疾病五种疾病纳入管理范围；"3"即三师共管：在医院构建"健康管理师—全科医师—专科医师"三级服务体系;"2"即两套系统:利用医患共同决策系统和慢性病连续性随访服务平台提高慢性病管理效率和准确率;"1"即建立"县医院—乡镇卫生院—村医生"一体化的管理模式。

(一)慢性病患者建档

通过"汶川全民健康基本医疗卫生服务科技惠民项目",截至 2019 年 12 月 31 日,共体检 294451 人次,建立了 11675 份慢性病健康档案。其中,高血压患者慢性病健康档案 7558 份,糖尿病患者慢性病健康档案 3644 份。完成口腔健康普查 76968 人次,其中检出口腔疾病 49849 人次。目前均已建立口腔疾病电子档案。

(二)设置主动随访中心

相继引进国家心血管病中心指定的医患共同决策系统和慢性病连续性随访服务平台,对确诊的慢性病患者,每年提供至少 4 次电话随访,了解和评估患者病情,并对用药、饮食、运动、心理等方面进行健康指导。目前已完成 6.9 万人次的随访服务。

(三)基层培训

通过定期和不定期举办基层卫生人员培训,加强对全县基层医务人员的业务知识培训和指导,建立县乡村联动管理机制,不断完善与慢性病患者沟通交流的渠道。现已开展了 167 期基层卫生人员培训,约 4000 人次参加培训。

(四)设置"高、糖俱乐部"

为了加强慢性病相关知识的宣传和教育,医院定期和不定期举办高血压患者俱乐部和糖尿病患者俱乐部活动,为患者普及相关知识,提供专家咨询和患者交流平台,实现对慢性病的医患共同管理常态化。现已成功举办了 72 期慢性病俱乐部活动,惠及慢性病患者 3101 人次,发放慢性病宣传资料 12500 余份。

(五)主动健康服务包

为了开展"体检+随访、慢性病+商保、线上+线下"的医疗服务新模式,2016 年,汶川县人民医院与商业保险公司联合为汶川县群众提供了一整套从健康体检到"三癌筛查""高血压、糖尿病筛查",再到相关疾病保障支付及"血糖保""血压保"等慢性病连续健康管理的主动健康服务包。目前已有 139 名慢性病患者购买了服务包。

（六）健康教育与健康促进

通过 QQ、微信和俱乐部活动等多种形式向慢性病患者宣教慢性病相关知识,发放宣传资料,提高慢性病患者对相关疾病的认识和了解;同时收集慢性病患者的感受和建议,促进主动医疗服务体系的快速建设。

三、成效

（一）借力国家、省、县、乡四级医疗协作平台,提高了县域疾病诊治水平

通过加强信息化建设,汶川县积极搭建以四川大学华西医院等引领的国家、省、县、乡四级医疗协作平台,针对县域内疑难杂症,与上级医院专家通过网络视频会诊,提高了县域疾病诊疗水平。

（二）建立了一支优秀的慢性病服务团队

为了向慢性病患者提供更专业的指导和健康管理,在"5321"慢性病健康规范化管理过程中,通过不断探索和实践,逐渐建立了一支服务好、质量较高的慢性病服务团队,心内科、消化内科、内分泌科、呼吸内科和口腔科等的专业服务水平有了明显提升,促进了医院发展。

（三）健康管理逐步规范,患者满意度明显提高

2017 年 8 月,通过北京协和医学院公共卫生学院进行第三方评估,汶川县慢性病规范化管理率由 80％上升到 92％。86.03％参加过移动诊疗的汶川县居民对移动诊疗车表示满意（非常满意 35.29％,满意 50.74％）,仅有 2.21％对体检车服务不满意,没有居民表示非常不满意。64.56％的高血压患者和 75.00％的糖尿病患者严格按医嘱每天服药,64.38％的高血压患者表示医生经常询问他们的高血压情况,52.94％的糖尿病患者表示医生经常询问他们的血糖状况。

（四）慢性病患者自主管理能力提高，依从性提高

通过对慢性病患者建立连续服务机制，加强了医患交流。两套软件的使用提高了医生诊疗的准确性，减少了误诊率，也减轻了医生的工作负担；提高了呼叫员的工作准确性，减少了遗漏，也减轻了呼叫员的工作负担；提高了患者自我健康管理水平，提高了依从性，促进了慢性病的有效管理。

（五）基层医疗卫生人员的慢性病防治水平逐步提高

通过定期和不定期举办基层医疗卫生人员培训，积极对其进行技术指导和业务知识培训。八年来，共举办基层培训 185 期，累计培训 1514 人次。同时，通过邀请国家心血管病中心、国家疾病预防控制中心慢性病防治中心、北京阜外医院、四川大学华西口腔医院、四川省人民医院、成都中医药大学附属医院、内江市第二人民医院等的专家来汶川县对全县卫生从业人员进行慢性病和传染病的综合防治能力培训，提高了汶川县卫生从业人员慢性病防治水平。

四、总结

建立"5321"慢性病健康规范化管理模式，是"医防结合"的慢性病防治模式的一个探索和创新。以此为抓手，汶川县慢性病防治工作取得了一定成效：建立了区域卫生信息化服务平台，并通过该平台，使"县—乡—村"三级医疗机构共享一个数据中心、一个影像中心、一个检验中心、一个保障制度、一个健康管理中心，实现了医疗资源的有效整合，实现了新农合、医保、公共卫生服务与上级平台的有效整合；通过总结慢性病健康管理工作的经验，建立了县属慢性病健康管理规范（试行），并按照标准和规范中规定的服务流程开展工作，确保服务质量，提高服务效率。

"5321"慢性病健康规范化管理模式已得到阿坝州内外各级领导和同仁的认可。但是，我们也意识到，对于保持该模式的可持续性、推广该模式，还存在一些问题。例如，如何保持筹资可持续性？汶川县的慢性病规范化管理体系依托"汶川全民健康基本医疗卫生服务科技惠民项目"，各种检查经费都受项目运行的影响，要实现可持续性，地方财政的长期支持非常重要。该模式的推广要结合当地实际。

汶川县移动诊疗车载设备辅助检查现场见附图 36。汶川县移动诊疗体

检现场见附图 37。汶川县人民医院慢性病管理中心见附图 38。入户体检、随访见附图 39。"高、糖俱乐部"健康知识讲座见附图 40。

罗庆玺，汶川县人民医院
姚　云，副主任医师，汶川县疾病预防控制中心

供稿：汶川县疾病预防控制中心、汶川县人民医院办公室

"互联网＋"智慧应对社区慢性病防控与健康养老挑战

一、背景

随着人口老龄化进程日益加快，糖尿病、高血压、慢阻肺等慢性病成为人民群众健康的主要危害因素，若不及时有效控制，将带来严重的社会经济问题。传统慢性病管理模式的覆盖成本、服务时效、服务获得和服务品质等方面的短板日益突出，建立互联、物联加健康管理的服务模式迫在眉睫，刻不容缓。

二、主要做法

为积极应对社区慢性病防控与健康养老挑战，2017年，青白江区政府与成都医学院、四川华迪信息技术有限公司通过开创校企地合作的新模式，在成都市青白江区大弯社区卫生服务中心试点使用基于物联网的医养结合信息服务与预警平台（智慧医养）。该平台包括"健康小屋社区养老"和"家庭居家养老"两大应用场景，涵盖个人健康档案、亲人自助、居家安全、家庭医生、运营管理、服务中心、服务商、决策调度、慢性病管理、云疾救、可视化健康终端等十二大系统，由WEB、微网、手机、电视、微信形成五位一体的多渠道展示终端，精准为用户提供便捷的线上线下服务。

智慧医养以"医养专家的知识体系"作为基础，参考《老年群体的医养调度决策指南》来建立医养调度决策知识库。广泛采用医养专家与信息专家建立的模型库，将主流与先进的健康数据模型作为统计分析的基础，再由系统实时采集老年人身体的各项指标，最后通过大数据分析得出老年人近期的健康状况，评估个体差异性生理参数，预警疾病风险，以及给出合理的建议，将"养"和"医"无缝对接。这是医养结合模式在智慧医养层面的具体实践，我们的主要做法如下。

（一）集聚资源，构建医养结合服务体系

"高校＋政府＋企业＋社区医院"为服务主体的医养结合模式，各有分工。高校是成都医学院，负责老年人的需求评估和统筹个性化服务方案制订等；政府是青白江区政府，负责项目的统筹协调和服务工作的开展；企业是四川华迪信息技术有限公司，负责研制基于物联网的健康医疗信息采集传输系统，研制适合老年群体的可视化和触摸式健康终端软件，研制医养调度决策系统，研制基于云计算与大数据挖掘技术的医养信息数据库以及基于物联网的相关设备；社区医院是大弯社区卫生服务中心，负责医养结合点建设及运营工作，如项目内居民的健康监测、上门巡诊和健康教育指导。

（二）创新模式，构建多元、多层的服务体系

1. 智能化居家医养巡诊服务模式

建立以居家和社区卫生服务中心为主体、以家庭医生签约为抓手、以信息化为依托的医养结合服务体系，为居民提供健康档案管理、医疗卫生、康复护理、健康教育、上门巡诊、预防保健、生活照料、精神慰藉、社区医疗和双向转诊、家庭病床和远程健康监测等服务，探索出以中医药为特色，集医疗、护理、康复、预防于一体的老年人医疗护理新模式。同时动员居民更多地以个人或家庭的模式参与到家庭医生签约服务的政府民生实事工程中，以享受随时咨询、随时服务的医疗保健服务新模式。

2. 品牌化的中医医养服务模式

大力推进社区康复理疗中心建设，利用中医体质辨识的初诊模式，通过中国传统医学的针灸、推拿、按摩、食疗等手段，充分发挥中医药在延缓衰老和提高老年人生活质量、增强体质、防治老年病等方面的优势。同时，通过健康人群、慢性病患者和功能康复群体分诊机制，盘活社区医院的医疗资源，有效解决老年人的医养问题；利用社区医院开展健康教育的契机，组织医护人员经常性为辖区居民宣传卫生保健知识，倡导科学养老，使其树立健康养老理念，推动社区医院转化为专业社区医养服务中心。

3. 聚合式医联体的医养服务模式

通过协议合作、转诊合作、对口支援、合作共建、建立医疗医养联合体、远程医疗等多种形式，实现二级以上综合医院与社区卫生服务中心的业

务对接和服务融合，探索建立医养护共同体，促进分级诊疗、急慢分治的机制，为居民提供远程诊疗、专家会诊、双向转诊等服务。

4. 情景化健康教育新模式

2020年社区卫生服务中心打造开放式的健康厨房，情景化融入均衡营养健康知识。线下，老年人不仅可以看厨艺名师实际操作，学习膳食搭配和烹饪，还可以自己动手操作实践；线上，老年人随时看针对自己健康情况系统精准推送的健康美食的搭配与烹饪技巧，可以在社区论坛发布自己的作品，寻找志同道合的厨友，一起交流心得，共同提升厨艺，相互促进、相互监督，构建社区营养健康文化圈。

三、成效

项目于2017年7月获四川省经济和信息化委员会健康医疗大数据及应用优秀项目奖，2018年6月第二届全国基层卫生信息化应用创新大赛获"最具潜力奖"。

通过项目建设，辖区居民健康管理由以往主要以体检、随访服务模式为主，向协同诊疗、自我管理方向转变，慢性病患者的依从性和家庭医生服务的精准性显著提高。截至2019年年底，智慧医养实现管理居民14505人，其中老年人9708人，动态管理9677人，65岁及以上老年人建档率达到97%，健康管理率达到76%以上，管理高血压患者5830人、糖尿病患者1976人，全部实现了电子信息化管理，高血压、糖尿病规范化管理率达97%。在管慢性病患者空号错号停机率为1%，生活方式（吸烟、饮酒、运动）相符率98%，用药相符率为96%，血压血糖相符率为93%。

（一）彰显智慧医养魅力，突显慢性病管理优势

1. 服务模式再造，提高资源效能

区别于医疗机构中的医疗信息管理系统（如HIS、EMR等），智慧医养整合社区卫生服务中心慢性病管理中心的检测设备及居家健康感知终端，能从疾病早期介入，注重老年人慢性病的预防和日常健康管理，而且通过便携式测量设备采集心电图、心率、体温、血氧饱和度、血压等数据，经Android终端上传至云平台。具体落地形式便是慢性病管理从评估开始，通过团队式（医生、护士、健康管理师、上级医院专家）、智能化（慢性病管

理系统，提供饮食运动处方、风险评估、预警）、管家式（贴身、全方位）服务，进行合理膳食、健康运动、用药等全程指导，让老年人少生病、不生病。在需要进行救治时，可以帮助医生缩短确诊周期，提升医疗效率；利用专门的物联网通道，整合外界资源和医院内部资源，让老年人在日常生活中不受时间和地理环境的约束，享受各类经济实惠的个性化医疗服务和养老服务。

智慧医养利用信息服务平台，能大规模地收集居民健康数据资料，对城市医养服务情况进行全面跟踪与监管，使政府获得了大量真实的慢性病患病数据；还能通过平台大数据统计分析，全面优化医养服务供给和配置，并为政府深化医疗改革提供决策支持；同时进行有效的健康干预和健康教育，从根本上减少了社保的支出。

2. 服务流程再造，提升服务效率

智慧医养运用互联网、物联网、大数据等前沿技术，将老年人、其子女、医疗机构、家庭医生、平台专家和健康管理师关联起来，以云服务为支撑，实现慢性病管理、养老健康管理功能，形成慢性病管理人员角色上的闭环。持续动态的体检数据可与远程医疗和健康管理云平台做对接，实现医疗和养老的有机结合。利用云存储技术和移动互联网，可实现用户健康档案的随时随地查询、更新、管理，方便远程医疗、远程会诊，提高就医效率。通过数据挖掘技术，在大样本量的患者医疗数据处理、存储后，对数据进行共性识别，完善基于循证医学的慢性病诊断与治疗，建立规范化的慢性病管理干预库与知识库，提高医务人员的慢性病管理效率和有效性，促进医疗资源合理分配，规范就医秩序，形成合理的就医格局，缓解大医院的就医压力。

3. 服务渠道多元，提高服务便捷性

居民利用社区健康小屋配备的血压仪、血糖仪、血脂仪、肺功能检测仪等专业医疗设备终端，刷身份证就可自助完成常规身体指标检测。整个过程操作简单、方便快捷、科学精准，相比传统的挂号体检，流程更清晰，体检时间缩短近三分之二。体检数据自动上传云端，通过后台大数据分析和家庭医生及专家团队介入，即可快速给出分析结果和药物疗效评价、症状诱因分析以及生活习惯等方面的专业建议。对居民而言，使用智慧医养不仅能实现个人健康数据的有效管理，还能够实时掌握自己的健康情况，强化患者自我管理和自我健康教育，为慢性病健康管理全程的信息跟踪、预测预防和个性化治疗创造条件。

（二）自助管理，健康监测评价动态化

实地应用的全能四人机、经典的大屏幕触控引导菜单，让老年人轻松地自助完成中西医检查。居民通过自我操作可完成 17 项基本检测，包括血糖检测、血压测量、体温测量、体重测量、身高测量、人体成分分析、心电图、心率测量、血氧饱和度测量、尿酸检测、尿液分析、总胆固醇检测、血红蛋白检测、血脂检测等。同时中医体质辨识设备将对居民进行中医体质分析，给出相关诊断情况和分析。

（三）医防融合，重点人群就医服务一站式

针对慢性病患者、老年人等重点人群，大弯社区卫生服务中心进一步简化服务流程，在中心社区科（特殊门诊）诊疗区域，设有特殊门诊、家庭医生工作室、智慧医养连接上级专家联合门诊、便携式体检室，提供从家庭医生签约、慢性病管理到预约诊疗、跟踪随访、健康体检、自助检测等一站式服务。

（四）拓展外延，普通居民健康管理全程人性化

一般个性化健康管理，主要针对中高端人群，而大弯社区卫生服务中心的智慧医养，是面向辖区内普通中老年居民。一是在智慧小屋配备健康一体机，为老年人提供专业、全面的身体检测服务，云端永久保存。二是居家老年人日常佩戴智慧医养智能监护设备，随时监测体征、行动轨迹。利用以上多种物联网设备持续监测居民的健康数据，从海量体检普查的健康数据中筛选高危人群，建立团队健康档案，给予健康状况评估，并有针对性地提出个性化健康管理方案，使筛查者从预防、治疗、并发症防控、早期康复、提高生活质量等多方面获得保障。

四、启发

下一步青白江区将以紧密型县域医共体建设改革试点为契机，进一步拓展智慧医养的内涵和外延，深入开展精细化、个性化服务，实现全区医疗卫生服务资源的深度融合和区乡村医疗卫生服务的贯通。

（一）拓展服务，多维度实现全生命周期健康管理

在全面总结试点工作的基础上，以紧密型县域医共体建设改革试点、疫情后医疗卫生服务体系重构和区域信息化平台建设为契机，全域推广智慧医养，实现全区医疗卫生资源的深度融合和区乡村医疗卫生服务的贯通，以医疗集团为总揽、乡镇卫生院和社区卫生服务中心家庭医生为抓手，以医护社养老驿站项目为依托，让更多的居民能享受高科技带来的便利。同时将智慧医养融合管理模式逐步从慢性病患者复制到孕产妇及儿童，提供膳食、运动、服药等指导以及体检、风险评估、急救绿色通道等区域广泛、多层次、多中心的生命周期健康全程管理。

（二）大数据引领，实现慢性病管理的精细化

一方面，深度利用智能穿戴设备以及移动终端 APP 实时获取个人日常行为数据、身体状况数据、生活起居数据、运动数据等信息，形成包含个人健康状态和患病风险概率信息的大数据集，及时预警患者发病风险，以利于居民进行自我评估以及有目的地改善生活方式；另一方面，日常行为数据、身体状况数据、生活起居数据、运动数据可以反映人体状况，再结合个人电子病历、电子健康档案数据，借助大数据分析技术分析医疗过程中疾病、症状、检验结果、用药等信息之间的关系，建立疾病预测模型，实现患者的疾病预测，达到对个人健康进行监测和评估的目的，形成个性化治疗指导，提高诊疗质量。

（三）服务层次多样化，满足个性化服务需求

以信息网络技术为依托，通过智能设备远程监测技术使老年人的日常生活处于远程监控状态，协助照护团队，帮助老年人自主管理生活与服务。另外，智慧医养通过定期访问系统、亲友见面互动系统、社区聚会系统、社会参与系统，使老年人可以按照自己的意愿参与社会活动，实现心理抚慰、精神满足和社会参与，进一步提高老年人的社会存在感和生活质量。

（四）深度挖掘数据价值，实现慢性病预防与控制品质化

在智慧医养的慢性病患者电子病历、健康档案等数据库的基础上，对慢性病可能的危险因素进行深度挖掘，建立慢性病风险评估模型，综合分析各

种可能的危险因素指标，以此判断高危人群发病概率，掌握慢性病发病趋势及预防措施。

智慧医养见附图41。

刘乙，二级健康管理师，成都市青白江区人民医院集团大弯医院

供稿：成都市青白江区人民医院集团大弯医院

高风险人群健康管理

慢性病防治的重心由疾病管理向健康管理倾斜，只有做好慢性病健康管理，才能控制住慢性病快速上升的势头。对于还未成为慢性病患者的高危人群，早发现、早诊断是关键。实施早诊早治可以促进慢性病早期发现，有利于及时开展个性化健康干预，保护高危人群。具体措施包括个体关注疾病的早期症状并定期进行体检、医疗卫生机构全面实施35岁以上首诊测血压制度、扩大高危人群筛查干预覆盖面、政府和社会促进各类慢性病筛查标准化等。

不同于慢性病防治工作机制的侧重点，健康管理模式应该是个人在前，自我为主，人际互助，社会提供系统支持，政府提供科学指导。高风险人群的健康管理一定要关口前移，努力使群众不生病、少生病，提高生活质量，延长健康寿命。

关口前移　拓展服务　及时发现和
管理慢性病高危人群

一、背景

随着工业化、城镇化、人口老龄化和生活方式的变化，心脑血管疾病、癌症、慢性呼吸系统疾病和糖尿病等慢性病已成为严重威胁我国居民健康的重大公共卫生问题。慢性病高危人群被称为慢性病患者的"后备军"，每年我国有大量高风险人群转变为慢性病患者。这不仅严重威胁居民的健康，损害其生活和生存质量，还极大地增加了医疗成本，给家庭和国家带来了沉重负担。

《中国心血管病报告 2016》显示：血压正常高值检出率从 1991 年的 23.9% 增加到 2011 年的 33.6%。我国目前糖尿病前期者至少有 1.48 亿。糖尿病前期人群是糖尿病患者的"后备军"，每年有 5%～10% 的糖尿病前期人群发展为糖尿病患者。

国内外大量证据证实，采取全人群和高危人群策略相结合的综合防控措施，可使高危人群转归为正常人群，有效减少慢性病的发生，节省医疗支出，提高生命质量。

二、主要做法

（一）工作内容

从 2014 年 9 月起，泸州市在基本公共卫生服务项目的基础上扩大了体检人群范围，将全部人群纳入免费体检对象。2019 年起增加了部分常规体检和针对性体检项目，优化了健康管理服务内容。将在管高血压和糖尿病患者中具有 3 个及以上脑卒中高危因素的人群判定为脑卒中高危人群，全民健康体检中筛查出血压高值人群（收缩压 130～139mmHg/舒张压 85～

89mmHg)、空腹血糖受损人群（6.1mmol/L≤FBG<7.0mmol/L）、高胆固醇血症人群（TC≥5.2mmol）、尿酸高值人群（≥430μmol/L）等慢性病高危人群，通过泸州市全民健康信息系统自动从体检信息中获取慢性病高危人群名单，纳入全民预防保健重点管理对象进行以生活方式干预为主的健康管理，要求基层医疗机构至少每6个月进行一次随访。

（二）保障措施

1. 组织保障

泸州市委、市政府将全民预防保健服务工作纳入各区县综合目标管理和重点督查督办事项，推动全民预防保健工作做实、做细、做优。各区县按照《泸州市全民预防保健工作责任清单》细化各级各部门工作职责，落实工作责任，推进全民预防保健服务工作常态化运行。

2. 经费保障

泸州市财政按照7~64岁人群每体检1人95元，常住人口健康管理服务每人每年30元的标准，补助贫困县60%、非贫困县20%（纳溪区30%）的全民预防保健服务经费，不足部分由各区县解决，保证及时足额落实全民预防保健健康体检和健康管理经费。同时规范资金的使用，严格资金管理，专款专用，确保全民预防保健服务经费的规范使用和效率最大化。

3. 技术保障

区（市、县）整合落实医疗、疾控、妇幼、精神卫生机构资源，成立全民预防保健服务技术指导中心，落实各自在全民预防保健服务工作中的责任、职责，促进优质技术资源下沉乡镇（街道）、村（社区），开展培训、指导、评估工作，不断提升全民预防保健服务工作的规范化、标准化水平。已下发《泸州市全民预防保健实施方案》《泸州市全民预防保健服务工作手册（第三版）》等，指导基层按照流程和规范对慢性病高危人群进行管理。

4. 信息化保障

泸州市卫健委牵头开发泸州市全民健康信息系统并不断升级改造，完善数据采集、查询展示、统计分析、质控提示、考核评估和效果监测功能，利用信息化手段有效提升全民预防保健服务质量和效率，增强工作规范性、精准性、实效性。各区（市、县）积极推进智能化健康体检和健康管理服务，提升工作效率和服务质量。

5. 绩效考核

依托泸州市全民健康信息系统，健全全民预防保健服务绩效评估机制，加强工作督导，按照服务质量与服务效果相结合的原则，将全民预防保健服务经费与绩效挂钩兑现。

三、成效

泸州市全民健康信息系统数据显示，截至 2019 年，全市体检共覆盖 2581486 人，共发现五类慢性病高危人群 1299123 人次。其中血压高值人群（收缩压 130～139mmHg/舒张压 85～89mmHg）280546 人，目前在管 12191 人，血压正常退出管理 120054 人；空腹血糖受损人群（6.1mmol/L≤FBG<7.0mmol/L）113378 人，目前在管 6802 人，空腹血糖正常退出管理 59637 人；高胆固醇血症（TC≥5.2mmol）365636 人，目前在管 29780 人，胆固醇正常退出管理 84727 人；尿酸高值人群（≥430μmol/L）46065 人，目前在管 4314 人，尿酸正常退出管理 46065 人。

四、启示

高危人群的健康管理是慢性病防控的重要措施，也是落实三级预防中最重要的一环，对减少慢性病的发生具有重要的意义。泸州市自 2019 年 4 月下发《泸州市全民预防保健实施方案》，明确要求进行慢性病高危人群管理以来，全市累计发现的高危人群占全部体检人数的 50.32%，管理人数多、任务重。而基层医疗机构专业技术人员人数少、服务能力不足，目前主要的精力仍在健康体检上，再加上新冠肺炎疫情影响，全市的慢性病高危人群健康管理仍处在探索和起步阶段。

王小艳，泸州市疾病预防控制中心

供稿：泸州市疾病预防控制中心

医养结合　健康养老新模式
——峨眉山市金顶医院与峨眉山市民政福利院联合共建

一、背景

我国已经进入老龄化社会。截至 2017 年年底，全国 60 岁以上老年人达 2.4 亿，占总人口的 17.3%，其中，数量庞大的老年人群患有慢性病，有近 4000 万失能和半失能老年人。乐山市 60 岁以上老年人口有 73 万余人，占总人口的 26.6%，已进入超老龄化社会，空巢老年人约占 30%，失能和半失能老年人相比往年大幅增加。

峨眉山市管辖 18 个乡镇，全市人口约 43.3 万人，60 岁以上老年人约 10 万人，占全市人口的 23.09%，其中 80 岁以上老年人 13314 人，百岁老人 50 人。峨眉山市目前已建成 2 个公办养老机构，即市民政福利院和市民政敬老院（共有床位 1321 张），1 个民办养老服务机构（床位 126 张），24 个城乡日间照料中心，33 家农村幸福院，基本形成了以居家为基础、社区为依托、机构为支撑的社会养老服务体系。峨眉山市家庭医生签约率为 61.49%，通过开展基本公共卫生服务项目为老年人建立健康档案，进行年度体检、慢性病管理等。随着老龄化程度日益加剧，老年人的医疗卫生服务和生活照料需求叠加的趋势越来越明显，给现行医养脱节的传统养老体系带来严峻的挑战。

2015 年 11 月，国务院办公厅《关于推进医疗卫生与养老服务相结合指导意见的通知》（国办发〔2015〕84 号）提出进一步推进医疗卫生与养老服务相结合，满足人民群众多层次、多样化的健康养老服务需求。《四川省养老与健康服务业发展规划（2015—2020)》提出促进医养融合发展，通过医养结合充分发挥医疗资源与养老资源的作用，实现社会资源利用的最大化。峨眉山市对此进行了积极的探索和实践。

二、主要做法

（一）找准医疗团队，为医养结合奠定基础

金顶医院是峨眉山市卫生局（现峨眉山市卫健局）批准设立的非营利性私立民营医疗机构。医院以老年疾病诊疗为特色，是峨眉山市城镇职工医保定点单位、城镇居民基本医疗保险定点医院、新型农村合作医疗市级定点医院、中国人寿保险定点医院。该院投资 500 万元，于 2013 年 3 月 29 日完成新医院的全面装修和医疗设备的安装调试后，正式开业。医院拥有专业医疗队伍，职工总人数 50 人，其中高级职称 3 人，中级职称 6 人，拥有先进的医疗设备，如 DR 影像设备、电视腹腔镜设备、全自动生化仪、血球分析仪、中心供氧设备等。拥有开放床位 60 张。为满足老年人的需要，医院根据老年人常见慢性病、多发病设置临床专科，如心血管内科、普通外科、胸外科、肛肠外科、妇科等特色专科，具备完善的医疗条件和养护条件。金顶医院秉承"厚德、精医、利民、尚新"的服务理念，以一流的服务、一流的医疗技术、一流的人文关怀，全心全意为社会各界患者服务。

峨眉山市民政福利院成立于 2000 年 5 月，是民政局所属福利事业单位（与绥山敬老院、光荣院、儿童福利服务指导中心四位一体）、四川省一级城市社会福利事业单位、首届（2013 年）全国"敬老文明号"、全国（2014年）"最佳养老机构"，占地 30 亩，建筑面积 29468 平方米，有老年人床位682 张和 3000 平方米配套医院（现金顶医院），流水面积 1100 平方米，庭院绿化面积 8068 平方米（绿化率 48.4%），环境清幽，设施配套合理完善。

（二）机构医养优势互补，互惠互利，实现医养结合一体化管理

金顶医院业务用房由峨眉山市民政福利院免费提供，金顶医院为市民政福利院老年人提供相应的免费服务，主要项目有：

（1）金顶医院请专家每年 4～6 次为入住老年人及护理员工开展常见老年慢性病医学知识及健康骨骼专题讲座。

（2）每日派 1 名医师及 2 名护士对院内老年人进行日间巡诊，提供健康服务及咨询等，并做巡诊记录。

（3）每周三金顶医院内科主任带护士在市民政福利院内进行日间巡诊。

（4）医院配备了与市民政福利院相同的对讲机，遇到紧急情况时，医护

人员能在第一时间实施急诊急救。

（5）为入住老年人提供健康体检并建立健康个人档案。

（6）为市民政福利院入职员工进行体检。

（三）开展多种活动，购买康复健身器材，丰富老年人健康生活

峨眉山市民政福利院帮助院内老年人坚持健康锻炼活动，每天下午4点至5点由护理人员带领能自理的老年人参与健康锻炼，同时在社会多部门的协作下，利用各种节假日为入住养老人员提供多种形式的健康教育、义诊、慰问活动。峨眉山市民政福利院有各类基础健身锻炼器材，还投资20万元购置了适合老年人锻炼的"八爪鱼康复训练系统"。该系统能同时供20名老年人进行康复锻炼。

三、成效

金顶医院与峨眉山市民政福利院成功创建医养结合一体化管理模式后，解决了养老患者的就诊需求问题，实现了院内老年人医养的无缝衔接。

（一）提高了入住老年人的自我健康意识

通过专业的医护人员对入住老年人和护理员工开展常见老年慢性病医学知识讲座，让老年人了解基本医学知识和自我保健常识，自觉进行自我健康管理，为疾病的早诊早治赢得时机；同时让护理员工接受培训，更好地掌握老年人护理要领，为老年人提供优质的服务。

（二）更好地掌握老年人的健康状况，及时为患病老年人提供诊疗服务

通过日间巡诊，及时发现每位峨眉山市民政福利院入住老年人的疾病状况，及时地为患者诊断治疗。

（三）为入住老年人建立健康档案，有利于老年人的健康管理

每年为峨眉山市民政福利院的入住老年人进行健康体检，连续记录老年人的健康状况，通过对高危因素的早期干预和行为生活方式干预，减少老年慢性病的患病率以及患病后并发症的发生。

（四）降低了医疗费用支出

通过开展对峨眉山市民政福利院老年人的健康教育和管理，进行日间巡视，为老年常见急性心脑血管事件赢得了抢救时间，大大降低了心脑血管疾病的病死率和致残率，节约了患者的医疗费用。

（五）提高了老年养老患者对医养结合健康养老服务的满意度

由于加大了健身设备的投入，加强了护理人员的培训与指导，峨眉山市民政福利院的入住老年人不仅享受到了更好的居住条件，而且享受到了方便快捷的就医服务，足不出院就能享受到优质的健康养老服务。因此，大部分患者对金顶医院与峨眉山市民政福利院联合搭建的医养结合健康养老新模式满意度较高。

四、问题与建议

（一）存在的问题

养老机构能容纳的入住老年人数量有限，远不能满足老年人群的需求，想入住的老年人需要提前五年预约；能为养老机构提供服务的医护人员总量不足，不能充分满足需要；带动的区域范围有限，还不能完全满足本辖区医养需求。

（二）建议

政府出台一些激励政策或措施，引导医疗机构开展医养服务工作，同时加大对医养结合养老机构的投入，一方面扩大现有医养结合养老机构的规模，另一方面可多建设几家同类型的医养结合养老机构，不断满足峨眉山市老年人群的需求。

李永莉，吴洁，峨眉山市疾病预防控制中心
杨玉森，副主任医师，峨眉山市瑞和医院（原金顶医院）

供稿：峨眉山市疾病预防控制中心

◢◢ 创新思维 ◣◣

　　改革创新是动力。四川省一直倡导慢性病综合防控工作应该与当地社会、文化等建设和公共服务、公共产品供给相结合，开展有特色、可推广、可复制的实践工作。

　　目前需要发展和完善的地方很多，包括：完善监测评估体系；推动适宜技术应用、科技成果转化；建立以社区为基础的慢性病防控试点项目并带动慢性病防控工作；落实慢性病防控"五五策略"，即心血管疾病、慢性呼吸系统疾病、癌症、糖尿病、精神卫生问题五类疾病和不健康饮食、烟草使用、空气污染、有害使用酒精、缺乏身体活动五类危险因素；统筹社会资源，创新驱动健康服务业发展；动员社会力量开展防治服务，促进医养融合发展；推动互联网创新成果应用；创新健康服务模式，提高管理效果等。

改革医联体供给侧服务 打通分级诊疗
制度"最后一公里"
——成都市锦江区服务模式创新

一、背景

习近平总书记在全国卫生与健康大会上指出:"没有全民健康,就没有全面小康。"要把人民健康放在优先发展的战略地位,加快推进健康中国建设,努力全方位、全周期保障人民健康。成都市锦江区是成都市的核心城区,医疗资源相对丰富,但不可忽视的不足之处是大医院"虹吸现象"严重,基层医疗机构服务水平不高,患者有病到大医院找名医、专家的传统就医模式仍然根深蒂固等。

为有效促进优质资源互联互通,全面落实分级诊疗制度,实践好"大健康、大卫生、大服务、大共享"新理念,积极探索、主动引导慢性病患者向社区卫生服务中心下转的分级诊疗路径,助力社区卫生"接得住、管得好",全面推进"深化医疗卫生体制改革、促进分级诊疗有效落地",近年来,锦江区以分级诊疗制度建设为目标,搭建起三级医疗机构与基层医疗机构资源共享、人才互通、技术创新的协作桥梁,创新探索建立"社区卫生服务中心入驻三甲医院"服务模式,构建全过程慢性病健康管理体系。

分级诊疗一见附图 42。

二、主要做法

锦江区以成都市第二人民医院为龙头,依托纵向型、紧凑型医联体建设框架,联合春熙社区卫生服务中心、大慈寺社区卫生服务中心、牛市口社区卫生服务中心、书院街社区卫生服务中心四家社区卫生服务中心,创新建立"社区卫生服务中心入驻三甲医院"服务模式。

（一）针对"下转难"，以社区驻点三甲医院构建双向转诊机制

一是创新驻点模式，满足患者"尊重"需求。在三甲医院设立医联体特殊疾病门诊和家庭医生签约服务工作室，选派社区慢性病医生、社区公共卫生人员驻点三甲医院，专职做好"营销"工作，充分向就诊患者宣传社区医院慢性病管理"比较优势"，并为患者制订个性化治疗方案，积极引导患者转诊。二是创新结算模式，满足患者"降费"需求。社区卫生服务中心对从三甲医院转诊到社区医院的高血压、糖尿病等慢性病的患者，进行项目化管理，并专门设置慢性病药房和特殊门诊结算室，为转诊患者提供更低用药成本、更低报销门槛（三甲医院 800 元，社区医院 160 元）和更高报销比例（三甲医院 85%，社区医院 95%），确保诊疗服务不降质、少付费、规范化。三是创新转诊模式，满足患者"专业"需求。由三甲医院专科医生评估病情，为符合转诊要求的患者制订符合社保要求的个性化治疗方案，将其下转至社区卫生服务中心，由社区家庭医生接诊并签订家庭医生服务协议，在监测病情变化的基础上持续管理，实现三甲医院医疗服务与社区慢性病管理无缝衔接和一体化管理。

双向转诊见附图 43。

（二）传好"接力棒"，以资源下沉为抓手实施人才培养机制

一是建立专家坐诊制度。从三甲医院呼吸科、神经内科、心血管科、内分泌科等"王牌学科"选派 7 名专家定期下沉社区医院坐诊指导，并担任社区家庭医生团队顶层医生，开展慢性病患者家庭医生签约、慢性病管理、特殊门诊用药方案制订等工作，实现三甲医院专家对慢性病患者"管、防、治"全程健康干预。二是建立教育培训制度。制订医联体建设基层人才培养计划，以继教培训、学术会议、教学查房、"导师制"带培等多元人才培养方式，对基层全科医生进行面对面带教式接诊指导，以实战演练方式提高基层医生接诊处置技能，将三甲医院对医疗人才队伍的"虹吸效应"转化为"辐射作用"。三是建立新型诊疗制度。充分运用互联网等现代科技，开展网络视频会诊、影像远程会诊、病理远程会诊等"互联网＋医疗"服务，并同步建立慢性病网络管理"云平台"，让患者在基层就能享受到三级医院的优质服务，实现传统医联体的"现代版"、远程医疗的"升级版"和云医院的"现实版"。

专家坐诊见附图 44。

（三）做强"质管圈"，以同质管理为目标建立质量监管机制

一是组建强大的质管团队。成立由三甲医院门诊部主任、质控部部长、医保办主任，锦江区社区卫生医疗质量总监、慢性病管理指导中心业务主任及副主任等组成的质量管理团队。二是建立定期整改制度。定期抽查慢性病健康管理档案，对药品使用不规范、费用不合理、治疗方案不科学等问题，在每月的医联体社区家庭医生医疗质量培训会议上主动提出、集中整改，推进社区医院质量监管"标准化"。三是建立绩效考核机制。充分发挥绩效考核的激励导向作用，建立以居民健康改善情况和群众满意度为重点的考核评价机制，作为人事任免、评优评先的重要依据，并与医务人员绩效工资、进修、晋升等挂钩，促进医联体建设健康可持续发展。

质管团队见附图 45。分级诊疗二见附图 46。

三、成效

自 2018 年 6 月实施项目以来，就医群众认同感、获得感、幸福感不断提升，取得了"三升三降"的显著成效，即下转基层患者数上升 142.8%、社区慢性病患者签约量上升 55.1%、患者满意度上升 92.9%，患者自付医疗费用下降 62%、医院门诊人次费下降 8.2%、三甲医院药占比下降 3.9%。该改革经验得到中央电视台《朝闻天下》栏目专题报道并面向全国推广。

与项目实施前相比，春熙社区卫生服务中心、书院街社区卫生服务中心、大慈寺社区卫生服务中心和牛市口社区卫生服务中心接收下转人次同比增加 500%、26.42%、18.71%、26.36%，慢性病患者签约量同比增加 29.24%、66.84%、90.99%、33.33%，业务诊疗量增幅分别为 22.12%、9.86%、185.2%、8.34%，成都市第二人民医院药占比同比下降 3.95%，患者满意率达到 92.99%，提高了 11.99 个百分点。

四、思考

针对医患信息不对称、就医群众疑虑抵触、基层医疗机构空转等难点问题，成都市锦江区以慢性病医养管理为切入口，率先在全省探索实施医联体

服务供给侧改革，全力打通分级诊疗制度试点"最后一公里"。以"社区卫生服务中心入驻三甲医院"服务新模式，通过在医院内设立医联体特殊疾病门诊和家庭医生签约服务工作室，引导三甲医院的慢性病患者前往医联体特殊疾病门诊就诊，确保患者既接受"三甲医院专家＋社区医生"协同诊疗服务，又享受社区卫生服务中心提供的家庭医生签约、健康体检等服务，最终让患者主动回归到社区卫生服务中心进行规范化管理，从而实现了社区由被动的"守望式"接诊方式转变为主动的"接引式"服务方式，实现了医联体内慢性病患者由上对下的"虹吸"转变为由下对上的"分流"，逐步建立起"规范诊断在上级、监测治疗在基层、康复管理在社区"的无缝化慢性病分级诊疗模式。

供稿：成都市锦江区疾病预防控制中心

"康养＋医疗"引领慢性病防控新理念

一、背景

攀枝花市位于中国西南川滇交界部，北纬 $26°5'\sim27°21'$，东经 $101°8'\sim102°15'$，年平均气温 20.3℃，无霜期 300 天以上，年日照时数长近 2700 小时，仅次于日光城拉萨，是四川省年平均气温和总热量最高的地区，是我国少见的阳光地带。攀枝花市冬季每天有 6.7～7.8 小时日照，11～16℃的月平均气温，40％～75％的月平均相对湿度和 94％的晴日，白天气温均在20℃以上，对预防和治疗中老年人的诸多疾病有着显著的自然疗效。

美丽攀枝花见附图 47。

为贯彻落实攀枝花市委、市政府创建中国阳光康养产业发展示范区，打造"阳光花城·康养胜地"的战略部署，东区积极发展"康养＋"农业、工业、旅游、医疗、运动五大新型业态，力争形成"一区四中心"阳光康养体系，并以"康养＋医疗"为契机，大力推进慢性病综合防控工作。

东区是攀枝花市的主城区，全区总面积 167 平方公里，辖 5 个街道办事处和 1 个镇，常住人口 38 万余人。东区医疗资源丰富，拥有各级各类医疗机构226 所，其中，三级甲等综合医院 2 所，三级甲等专科医院 2 所，二级甲等综合医院 1 所，基层医疗机构 26 所，民营医院、个体诊所等其他医疗机构 193所。东区 12 家民办养老机构中幸福记忆养护院、攀民养老院 2 家内设医疗机构。辖区内医疗机构拥有病床 5412 张，平均每千人占有病床约 14.24 张，卫生技术人员 5549 人，平均每千人拥有卫生技术人员 14.6 人，每千人占有病床数和每千人拥有卫生技术人员均高于全市和全省平均水平。

二、主要做法

贯彻落实全市加快建设"中国康养胜地"战略部署，以政府主导、部门协作、社会参与、市场推动的康养产业为导向，立足东区经济社会和医疗卫生事业发展实际，依托中心城区地域优势和辖区优质医疗卫生资源，着力打造区域医疗卫生高地，大力探索医养融合服务，全面推进健康城市建设。将慢性病防治理念深度融入康养产业，营造慢性病综合防治优质环境。

（一）以康养为中心，促成地方性康养行业规范落地

东区结合将慢性病防治理念深度融入康养产业的工作实际，参与制定《攀枝花市康养行业服务规范》（四川省攀枝花市地方标准 DB5104，2019 - 01 - 01 实施），内容涵盖 9 个方面：康养产业图形符号设置及维护指南、康养志愿服务管理规范、养老护理常见风险防范基本要求、疗养型康养服务规范、健康养生膳食指南、家庭病床诊疗服务规范、老年人健康档案的建立、医养结合机构老年人常规健康管理指南、医养机构老年人突发危重症识别处置转诊指南。

（二）打造区域医疗卫生高地，筑牢慢性病防控基础

一是以辖区内三甲医院为核心，推进区域医疗卫生高地建设，积极促进大型医疗机构与养老服务产业的融合发展，为辖区人群提供以优质、高尖端医疗服务保障为主，健康养老为辅的医养融合服务，奠定东区无可比拟的高质、专业、全面的医疗康养中心地位。二是科学合理地设置基层医疗机构，辖区每个街道办至少设置一个社区卫生服务中心。服务人口多、覆盖面积大的街道办可增设社区卫生服务中心。共设置 11 个社区卫生服务中心，并根据需求设置 5 个服务站，银江镇设置 1 个卫生院和 7 个村卫生室，各机构为居家养老、社区养老、社会机构养老、度假机构候鸟式养老等人群提供基本医疗服务、中医药服务和慢性病健康管理服务等康养保障。三是积极引进慈铭健康体检医院、美年大健康体检医院、爱尔眼科医院、天子妇女儿童专科医院、宏悦妇女儿童医院等一批知名民营专科医疗机构落户东区，建立以社区养老为基础、康养机构和特色医疗专科为补充的多层次、广覆盖的东区"康养＋医疗"产业体系。全方位布点慢性病防控网络，营造慢性病综合防治优质环境。

健康攀枝花见附图 48。

（三）深化医联体内涵建设，提升慢性病防治水平

依托市级医院优质资源，以基层医疗机构为基础，建立上下联动、资源

整合、利益共享的纵向合作机制。辖区政府办基层医疗机构均与市级和企业大医院构建医联体，设置延伸门诊，通过医生多点执业、对口支援，开通远程心电、影像会诊和远程门诊会诊，建立了二级以上医院的人才、技术、设备、管理等优质资源向基层医疗机构流入机制，确保区域医疗联合服务体系落到实处，提升东区慢性病防治的整体效能。

（四）深入开展家庭医生签约服务，探索多元化慢性病防控体系建设

一是转变服务模式，强化基层服务网络功能，各基层医疗机构组建家庭医生团队，为居民提供基本医疗、公共卫生和个性化健康管理服务。通过一系列优惠措施的实行和便民服务的开展，现在居民在家就可以通过微信和QQ完成网上挂号、缴费、自助查询检查结果，使看病变得更加智能、便利。二是加强基层医疗机构与医院对接，引导居民或家庭在与家庭医生团队签约的同时，自愿选择二级医院或三级医院，探索"1+1"或"1+1+1"组合式签约服务模式。三是增强签约服务吸引力，指导家庭医生团队提供上门服务、错时服务、预约服务、定制服务等多形式服务，满足居民多层次服务需求。四是开展家庭医生签约"六进"（即进社区、进机关、进学校、进企业、进农村、进家庭）活动，灵活运用就医、转诊、用药、医保等政策，引导居民有效利用签约服务。五是基层医疗机构与攀枝花学院附属医院签订了家庭医生慢性病管理合作服务协议。通过制作个性化慢性病签约服务包，提供智能便携式血压计、血糖仪等设备，及时掌握居家监测数据，为辖区高血压、糖尿病等慢性病签约患者提供高端、差异化、有效、有偿的健康管理服务。

（五）发挥中医优势，推进中医特色慢性病防控

一是通过打造现代中医馆，增加中医师数量，配全中医诊疗设备，拓展兼顾调理、养生、养颜的食药产业链，中医服务能力进一步提高。二是依托大医院和专科医院，带动基层医疗机构向群众提供中医治未病、中医康复、中医健康体检、健康评估、药膳食疗、健康干预、中医药健康养老知识普及等服务，并推广太极拳等中医传统运动，丰富康养内涵，推进具有中医特色的慢性病防控。

（六）创新工作思路，打造康养型健康宾馆

一是结合康养产业布局，运用健康、养生、人本理念，推出健康主题客房，提供简易健康设施服务。二是结合片区规划开展健康宾馆试点建设，在客服中心设置自助健康加油站，配备体质指数自测转盘及健康处方。

三、成效

（一）区域卫生高地优势逐步彰显

在攀枝花市卫健委带动下共同持续推进"八大工程"，努力建设"六大中心"，满足群众多层次、多元化的医疗卫生服务需求。协助市级医疗卫生机构做强、做精，打造区域医疗卫生高地。重点协助市级大医院实施名医、名院工程。目前已实施了1个国家级、23个省级、50个市级重点学科建设；幸福记忆养护院、攀民养老院、台湾敏盛等大型养老机构已落户运转；位于炳三区的美年大健康体检医院，自2017年3月开业以来已服务8万余人次，涵盖300余家企事业单位。

（二）医联体内涵建设更加紧密

辖区12家基层医疗机构均搭建了基层心电工作站，与市级大医院开通心电远程会诊，实现24小时疑难心电图诊断、指导服务。引导中心医院、中西医结合医院与基层医疗机构共建社区康复康养病房，引导攀钢医院、十九冶医院建设康养专科医院，弥补慢性病人群、老年病人群、失能人群、半失能人群等医护养老短板，提供多元化、多层次的特色服务，加快社区医养一体化建设进程。各基层医疗机构均与辖区内的养老机构签订了服务协议，向养老机构内的老年人提供常见病、多发病的基本诊疗服务，按照国家基本公共卫生服务项目定期为老年人提供健康咨询、健康体检等免费服务。

（三）信息化建设逐步推进

2017年，攀枝花市投资1900余万元启动市级人口健康信息平台项目建设，目前平台系统基础设施和核心业务系统已建成并投入运行。辖区各大医院、基层医疗机构和民营医院全部接入该平台，实现了全员人口个案信息、居民电子健康档案、电子病历三大数据库整合，实现了居民健康档案管理、医疗卫生协同应用、公众健康服务门户、卫生信息统计服务、健康养老个体

服务等主要业务系统的协同应用，初步具备了诊疗信息共享、检查结果互认、卫生综合数据辅助决策等功能，提供预约挂号、双向转诊、健康管理、慢性病管理等便民惠民服务。

辖区市级医院全部通过了四川省数字化医院评审。各医疗卫生机构通过搭建门户网站、预约挂号平台、微信公众号等就诊服务平台，多渠道为患者提供方便快捷的"一站式"就医服务。攀枝花市中心医院、攀枝花市中西医结合医院试点开展"智慧健康"签约服务。攀枝花市中西医结合医院推出的花城健康 APP，更是集医疗知识、智能提醒、随访问卷、健康宣教、医患沟通、个人医疗记录管理、个人健康记录管理和家庭管理于一体，极大地方便了慢性病防控工作的开展。辖区 12 家基层医疗机构和部分养老机构搭建了基层工作站，与市级大医院开通远程心电、远程影像和远程门诊会诊。

（四）中医综合服务能力逐步延展

辖区新建康复医院投入使用，成立了四川省治未病中心攀西分中心。各基层医疗机构设中医综合服务区的比例达 100％。各医疗机构在诊疗服务与预防保健两方面进行大胆创新，在原有诊疗基础和技术上进一步发挥和开发中医药在慢性病防控中的作用，积极开展中医药养生保健知识的宣传及中医适宜技术推广，积极推进中医药医疗、保健、教育、文化全面发展，构建中医诊疗、中医康复、中医养生、中医治未病和中医适宜技术"五位一体"的中医防治体系。

四、启发

医养结合服务模式是未来健康服务管理的发展方向。东区将以不断满足人民群众医疗卫生服务需求作为出发点，结合市、区"康养＋医疗"的工作部署，创新运作模式，完善配套政策，加大财政投入，通过统筹辖区卫生资源，推进名医、名院工程建设，进一步打造区域医疗卫生高地。完善大医院与基层医疗机构上下联动、资源整合、利益共享的纵向合作机制。发挥传统中医优势，推进信息化建设力度，建设"互联网＋大健康"的慢性病防控与康养宣传体系，依托"六大中心""八大工程"，上下联动，纵横协作，打造优质、高效、便捷的慢性病康养服务，推进"康养＋医疗"全面发展。

供稿：攀枝花市东区疾病预防控制中心

后记

　　健康是促进人全面发展的必然要求，是经济社会发展的基础条件，是民族昌盛和国家富强的重要标志，也是广大人民群众的共同追求。我国人民的期望寿命不断增加，但仍面临多种疾病和健康问题，尤其是患病率快速上升的慢性非传染性疾病（简称慢性病）。各地都在积极探索如何阻挡慢性病患病率的不断上升。按照党中央、国务院出台的系列关于慢性病防控的重要文件精神，在四川省委、省政府的坚强领导下，在四川省卫生健康委员会的直接关心和指导下，四川省疾病预防控制中心全面贯彻落实慢性病综合防控工作，不断优化防控政策和机制，逐渐形成了"政府主导、部门联动、专业支撑、全民参与"的工作模式，并取得了一定的防控成效。

　　为反映四川省在慢性病综合防控中的工作探索，经认真考虑，我们决定编印

《四川省慢性病综合防控示范案例精选》丛书。希望该丛书能展现四川省在慢性病防控政策开发、慢性病相关危险因素控制、健康支持性环境建设、健康教育及健康促进、慢性病管理与自我管理、高风险人群健康管理、创新思维等方面的优秀做法；展示从政府到全社会，通过多级联动，共同营造慢性病综合防控氛围，形成示范性慢性病综合防控的过程。除了分享案例经验，四川省疾病预防控制中心还将不断为各级同仁提供慢性病防治适宜技术和规范化健康教育素材，并且为政策制定提供专业支撑。

　　该书适合公共卫生政策制定者参阅，适合从事慢性病防控工作的同仁借鉴，也适合公共卫生专业的学生扩展学习。锲而舍之，朽木不折；锲而不舍，金石可镂。让我们以此共勉！

王　卓
四川省疾病预防控制中心

附 录

>> 政策开发与工作机制 <<

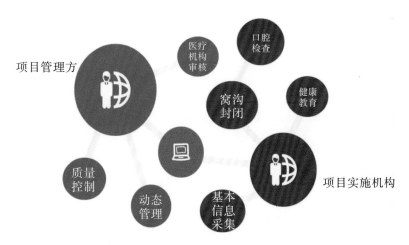

附图1 儿童口腔疾病监测管理信息平台

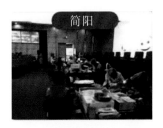

简阳市开展窝沟封闭现场

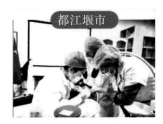

都江堰市开展窝沟封闭现场

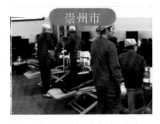

崇州市开展窝沟封闭现场

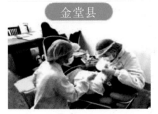

金堂县开展窝沟封闭现场

附图2 各地开展窝沟封闭工作现场

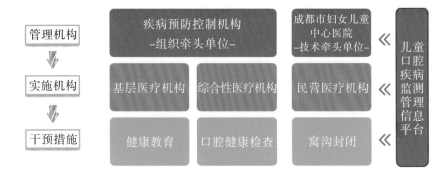

附图3 口腔疾病防治体系

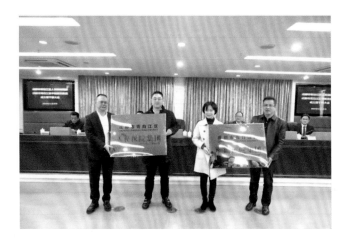

附图4 青白江区人民医院集团、区中医医院集团成立并举行授牌仪式

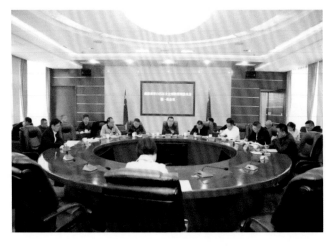

附图5 青白江区召开区公立医院管理委员会第一次会议

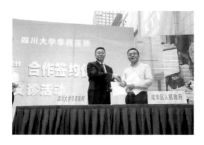
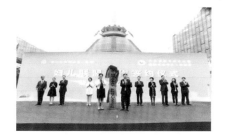

附图 6　构建制度，把四川大学华西医院"联"到成华区——签约仪式

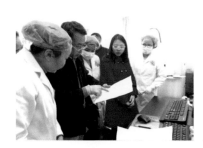
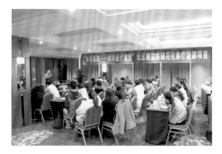

附图 7　提升机制，把华西专家"请"到家门口——培训

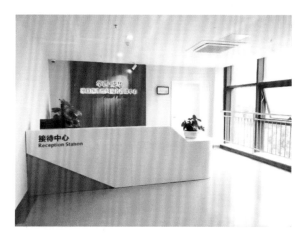

附图 8　完善模式，把华西理念引到大基层——签约服务管理中心

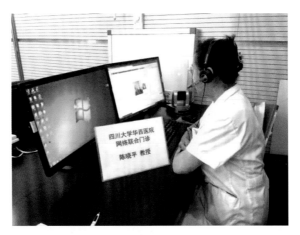

附图 9　完善模式，把华西理念引到大基层——网络门诊

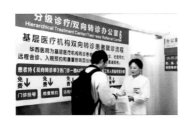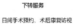

附图 10　工作成效——双向转诊

慢性病相关危险因素控制

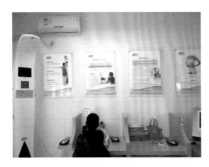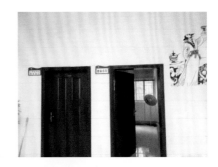

附图 11　涪滨社区健康小屋创建照片

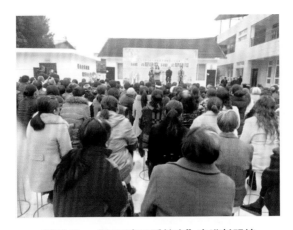

附图 12 "亿万农民爱健康"走进彰明镇

发言人：江油市疾病预防控制中心主任曹婕。

从左到右：江油市卫生健康局副局长陈宇、彰明镇副镇长白盛、彰明镇卫生院院长杜莉。

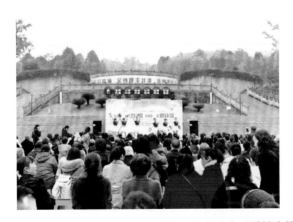

附图 13 "亿万农民爱健康"巡演现场，广大群众观看健康操表演

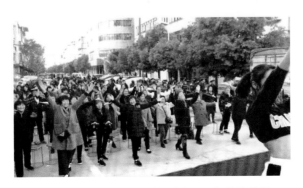

附图 14 广大群众跟着舞蹈演员一起做健骨操

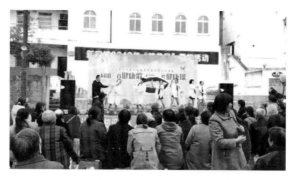

附图 15 "亿万农民爱健康"巡演现场给广大群众表演健康口腔情景剧

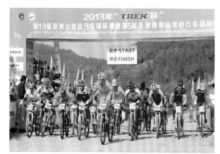
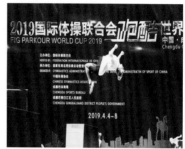

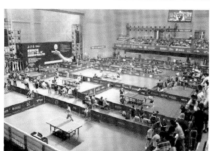
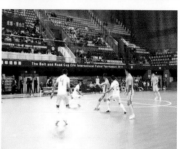

附图 16 各项赛事

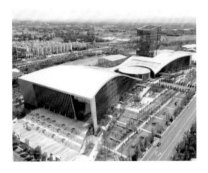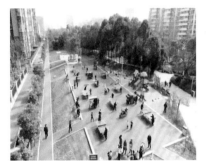

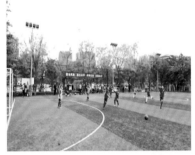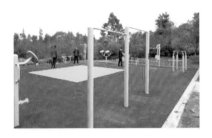

附图 17　健身设施

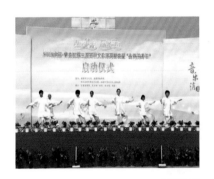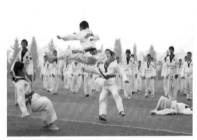

附图 18　健身活动

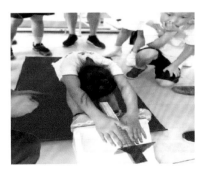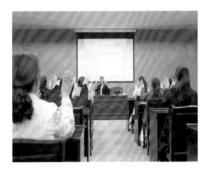

附图 19　健身指导

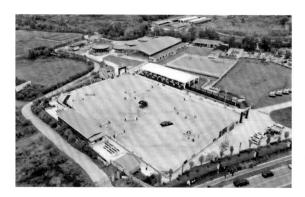

附图 20　产业融合

健康支持性环境建设

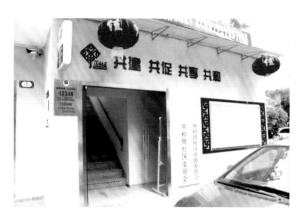

附图 21　望江路街道共和路社区

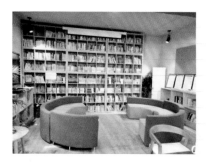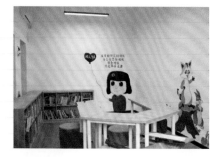

附图 22　社区功能室

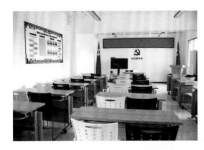 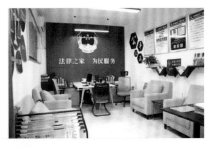

附图 23　健康社区安民服务

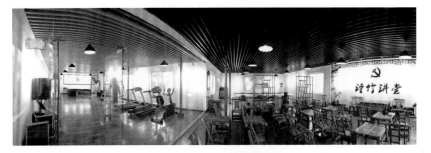

附图 24　健康社区育民服务

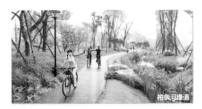 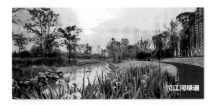

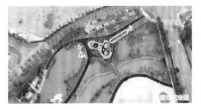 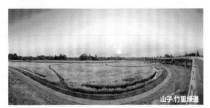

附图 25　绿色生活健康环境

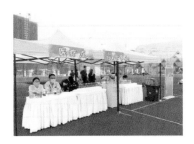 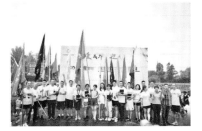

附图 26　健康荧光夜跑一

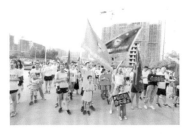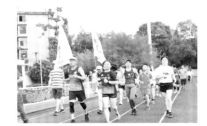

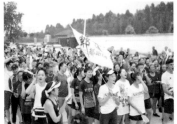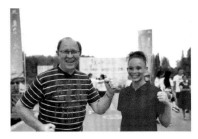

附图 27 健康荧光夜跑二

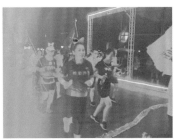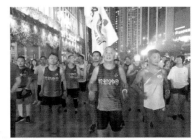

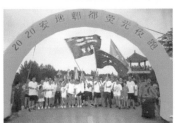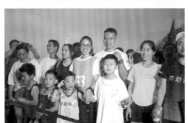

附图 28 健康荧光夜跑三

健康教育及健康促进

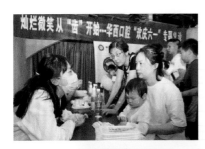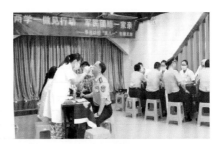

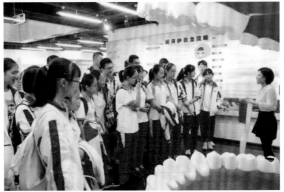

附图 29　华西口腔健康教育

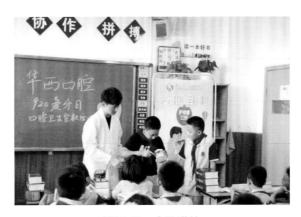

附图 30　走进学校

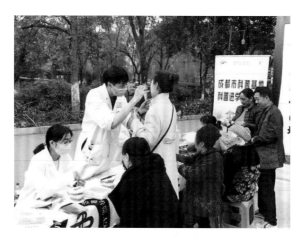

附图 31　深入社区

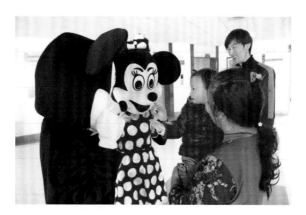

附图 32　"微笑来敲门"

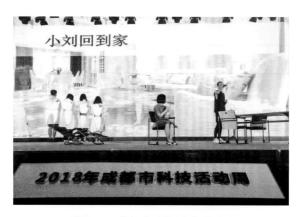

附图 33　成都市科技活动周活动

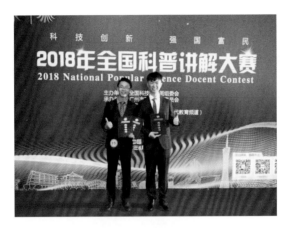

附图 34　科普讲解大赛

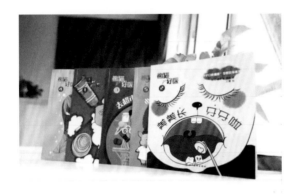

附图 35　科普读物

▶▶ 慢性病管理与自我管理 ◀◀

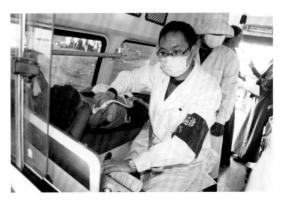

附图 36　汶川县移动诊疗车载设备辅助检查现场

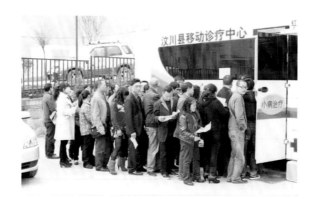

附图 37　汶川县移动诊疗体检现场

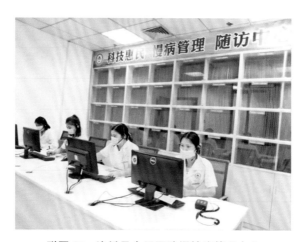

附图 38　汶川县人民医院慢性病管理中心

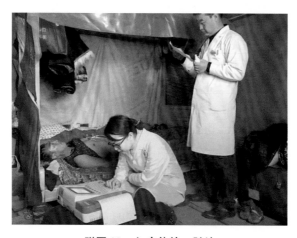

附图 39　入户体检、随访

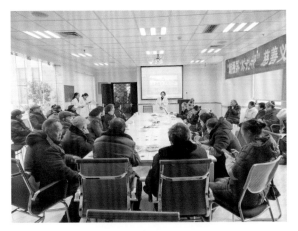

附图 40　"高、糖俱乐部"健康知识讲座

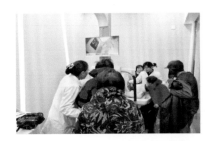 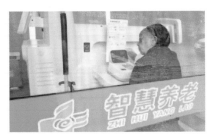

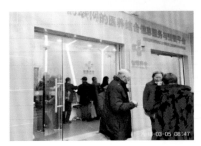 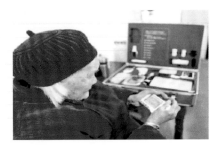

附图 41　智慧医养

创新思维

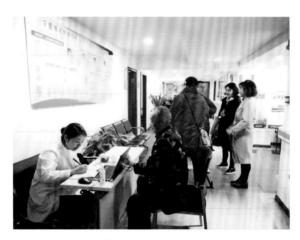

附图 42　分级诊疗一

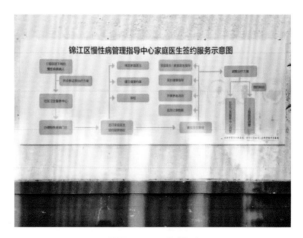

附图 43　双向转诊

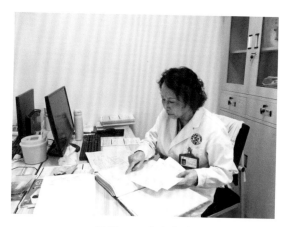

附图 44　专家坐诊

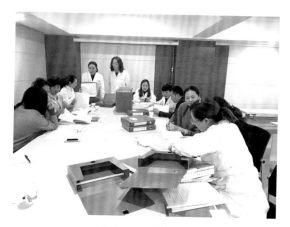

附图 45　质管团队

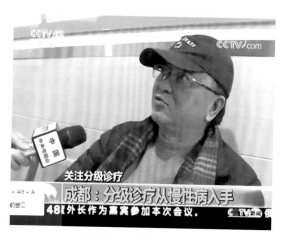

附图 46　分级诊疗二

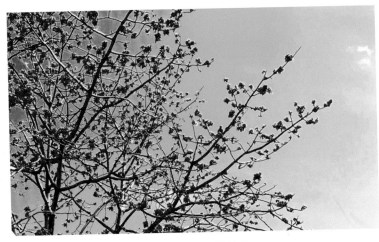

附图 47　美丽攀枝花

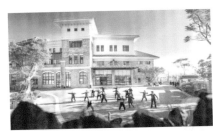
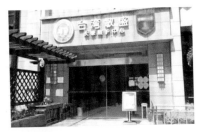

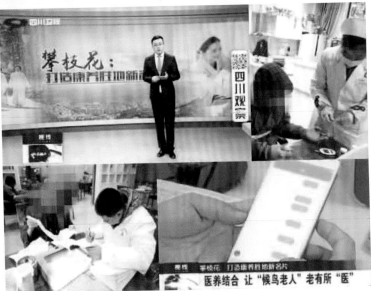

附图 48　健康攀枝花